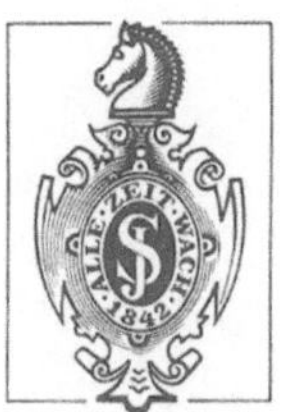
ALLE·ZEIT·WACH
S
1842

Christoph Lanzendörfer
Silke Düngemann

Herzpharmaka

Ein Leitfaden für Pflegende

Mit 33 Abbildungen

Springer-Verlag
Berlin Heidelberg New York
London Paris Tokyo
Hong Kong Barcelona
Budapest

Dr. Christoph Lanzendörfer
Dr. Silke Düngemann

Hans-Susemihl-Krankenhaus
Medizinische Klinik II/Kardiologie
Bolardusstraße 20
26721 Emden

ISBN-13: 978-3-540-58128-4   e-ISBN-13: 978-3-642-79073-7
DOI: 10.1007/ 978-3-642-79073-7

Die Wiedergabe von Gebrauchsnamen, Handelsnamen, Warenbezeichnungen usw. in diesem Werk berechtigt auch ohne besondere Kennzeichnung nicht zu der Annahme, daß solche Namen im Sinne der Warenzeichen- und Markenschutz-Gesetzgebung als frei zu betrachten wären und daher von jedermann benutzt werden dürften.

Produkthaftung: Für Angaben über Dosierungsanweisungen und Applikationsformen kann vom Verlag keine Gewähr übernommen werden. Derartige Angaben müssen vom jeweiligen Anwender im Einzelfall anhand anderer Literaturstellen auf ihre Richtigkeit überprüft werden.

Umschlaggestaltung: Struve & Partner, Atelier für Gestaltung, Heidelberg
Zeichnungen: Christiane Bodentien und Dr. Michael von Solodkoff
Satz: K+V Fotosatz GmbH, Beerfelden
23/3130-5 4 3 2 1 0 – Gedruckt auf säurefreiem Papier

Wir haben vielen Freunden und Kollegen
für ihre Hilfe und Freundschaft
während und nach der Arbeit zu danken.
Stellvertretend für alle seien genannt:

Krankenschwester Meike Rode

Kreiskrankenhaus Bassum, Innere Abteilung

Krankenpfleger Edgar Achtermann

Zentralkrankenhaus Reinkenheide, Bremerhaven,
Psychiatrische Klinik

Krankenpfleger Arno Riemann

Hans-Susemihl-Krankenhaus, Emden,
Intensivstation

Krankenschwester Erika Heider

Hans-Susemihl-Krankenhaus, Emden,
Kardiologische Klinik

Ach ja, das waren früher noch Zeiten, wie wir sie aus Filmen doch so gut kennen: Da stellt die behaubte, nette, freundliche Krankenschwester dem übernächtigten Doc eine Tasse Kaffee auf den Arbeitstisch, der übersät ist von Akten, Aufzeichnungen und Röntgenbildern. Aufopferung war beider Los, innerhalb ihrer 60-Stunden-Woche war der Kaffee oft die einzige Form ihrer Zuwendung, die gnadenlos dummen Krankenschwestern-Report-Filme hatten ihre erhellenden Weisheiten noch nicht über uns ergossen. Die Schwester hatte hierbei übrigens die noch schlechteren Karten: neben den Patienten mußte sie sich auch noch um den Doc kümmern.

In diesen Filmen war immer von Aufopferung, wenn nicht die Rede, dann doch das Bild. So geradezu grotesk das Verhältnis Arzt-Schwester (*Pfleger gab es damals noch gar nicht, und wenn, dann nur als Wärter*) uns heute erscheinen mag, so hatte doch die Dimension Patient-Arzt/Schwester eine etwas andere Größe. Wir sagen das auch mit ein wenig Wehmut (obwohl wir das genaue Gegenteil von konservativen Knochen sind), denn allzu oft, so scheint es uns manchmal, werden Rivalitäten zwischen den beiden Berufssparten auf den Rücken derjenigen ausgetragen, die sich uns doch vertrauensvoll zuwenden: unseren Patienten.

Wir möchten das an einem Beispiel klarstellen. Eine Patientin wird eingeliefert, nach der Untersuchung wird in das Verordnungsbuch die medikamentöse Behandlung mit *Madopar* eingetragen: 4 mal 1/4 Tabl. Diese Dosierung erscheint auch in der Kurve. Nach einiger Zeit klagt die Patientin über Nasenbluten, der sogenannte

Quick-Wert sinkt dauernd. Eine Ursache ist nicht zu erkennen. Bei der detektivischen Suche nach möglichen Gründen hierfür wird dann auch der Plan gefunden, nach dem die Medikamente für die Medizinschälchen gestellt werden. Und siehe da, dort findet sich statt der Eintragung *Madopar* 4 mal 1/4 die Eintragung *Marcumar* 4 mal 1/4. Statt eines Mittels gegen die Parkinson-Krankheit erhielt die Patientin eines zur Hemmung der Blutgerinnung. Bekannt ist wohl, daß *Marcumar* immer nach einem aktuellen Quick-Wert frisch und dann nur für wenige Tage angesetzt wird, und natürlich auch nur als Einmalgabe.

Fehler können passieren, auch die ärztliche Handschrift mag ja so schlecht gewesen sein, daß die eine Schwester *Madopar* richtig las und die andere, die die Medizinpläne erstellte, *Marcumar* daraus erkannte − all das kann man verstehen. Was allerdings entsetzlich unverständlich ist, ist die Tatsache, daß sich bis auf eine Schwester niemand über diese Dauermedikation gewundert hat. Da können Krankenpflege und -beobachtung noch so gut sein − wenn nicht gewußt wird, was die bekanntesten Medikamente anrichten können, kann dies schlimme Folgen haben. Eine Schwester jedoch hat diesen Sachverhalt gemerkt und, *das* finden wir am allerschlimmsten, sich gewundert. Schließlich meinte sie aber, das sei doch Sache der Ärzte, die ordnen das ja an.

Wer die Aufgabentrennung zwischen Pflegenden und Ärzten so weit scheiden will, daß niemand mehr etwas vom anderen weiß, der sollte dieses Buch sofort wieder zurücklegen: *Für ihn ist es nicht geschrieben!*

Wir gehen davon aus, daß sich ein Mensch weder in Gruppen von Krankheiten noch in Pflegekategorien alleine einteilen läßt. Ein Mensch *ist* weder die ICD-Nummer noch die A- und S-Kategorie. Wir haben *einen* Patienten vor uns, der von verschiedenen, insgesamt hochqualifizierten Kräften betreut wird. Aber es handelt sich um *einen* Menschen und deswegen müssen sowohl Ärzte über Pflegerisches Bescheid wissen als auch Pflegekräfte darüber, welche mögliche Veränderungen durch Medikamente, Untersuchungen oder Behandlungen erreicht werden können. Ein Krankenpfleger, ein Stationspfleger sogar, erzählte uns doch allen Ernstes und nicht zur Karnevalszeit, seine Aufgabe sei es ausschließlich, sich um die Grundpflege zu kümmern. Welche Medikamente dieser Patient bekomme, wie sie wirken und wie der Patient darauf reagiere, habe ihn nicht zu interessieren, er kümmere sich auch nicht darum. Ebenso müsse er über die Krankheit nur insofern Bescheid wissen, als sie für die Grundpflege bestimmend sei.

Nun, das mag ja ein besonders extremes Beispiel sein. Wenn wir uns aber anschauen, daß in so manchen Krankenpflegeschulen gerade dieses gelehrt wird, sehen wir für den Patienten Schlimmes auf ihn zukommen. Wenn ein Patient **nur** der Pflege bedarf, kann dies durch ambulante Pflege zu Hause erledigt werden. Eine **ausschließliche** ärztliche Behandlung kann ebenfalls durch Hausärzte zu Hause besorgt werden. Sobald ein Patient aber ins Krankenhaus muß, dann müssen auch Pflegekräfte und Ärzte zusammen miteinander arbeiten, am besten Hand in Hand.

Deshalb dieses Buch!

Wir möchten zumindest versuchen, die Wirkung von Medikamenten zu beschreiben, die Veränderungen, die sie hervorrufen können, darstellen und damit die ärztliche „Geheimwissenschaft" Medikamentenlehre etwas durchsichtiger machen. Die reine Darstellung von Medikamenten und ihren Wirkungen ist möglicherweise aber etwas zu wenig faßbar. Wir haben deshalb versucht, auch die Krankheiten, für die die Medikamente gedacht sind, kurz zu beschreiben. Ein Freund und einer von uns haben ähnliches im Bereich der Psychopharmaka bereits versucht, nach dem Zuspruch, den wir dabei erfahren haben, scheint dies ein richtiger Weg unter vielen möglichen zu sein.

Für dieses nicht ganz alltägliche Vorhaben, ein Lehrbuch über Medikamente und eins über Krankheiten in ein kleines, dünnes zusammenzufassen, möchte wir dem Springer-Verlag, insbesondere Herrn Dr. Dr. Gebhardt sowie Frau Schulz vom Lektorat, danken.

Oft steht im Buch „Schwester", wenn alle Pflegenden gemeint sind, oder auch „Arzt" steht für alle Ärzte. Wir möchten es uns aber abgewöhnen, diese grauenvolle Schrägstrichsprache („Alle Ärztinnen/Ärzte, die gemeinsam mit Pastorinnen/Pastoren und Sozialarbeiterinnen/Sozialarbeitern Patientinnen/Patienten betreuen, verdanken allen Krankenschwestern/Krankenpflegern eine Menge an Erfahrung und Einfühlungsvermögen") auch noch gedruckt zu sehen, wofür wir selbst Verantwortung tragen. Wir schreiben also manchmal Schwester, manchmal Pfleger, und meinen alle Pflegekräfte damit, und genauso 'mal Arzt, 'mal Ärztin und meinen immer beide. Damit diskriminieren wir doch keinen, oder?

Unser Ziel und Traum ist es, daß alle, die mit Patienten zu tun haben, etwas *selbstbetroffener* werden, uns in alles, was und wie wir es tun, hineinversetzen können: so, wie ich es tue, möchte ich auch behandelt werden oder meine Freunde behandelt sehen. Der Nobelpreisträger Alexander **Solschenizyn** hat dies schön formuliert. Im zweiten Band seiner „Krebsstation" läßt er die alte Krankenschwester Panja Fjodorowna sagen:

Oje, wie nachlässig ich schon wieder mit den Kranken umgehe. Es ist wohl wieder an der Zeit, daß ich selbst ins Krankenhaus muß.

Christoph Lanzendörfer   Silke Düngemann
                                     Emden, im Herbst 1994

Inhaltsverzeichnis

Das Herz in der Geschichte

Eines der allerersten Organe, das wir bei einem werdenden Menschen sehen, ist das Herz. Durch den Ultraschall können wir schon sehr früh das kleine Herzchen über die Herzklappen darstellen und damit wohl letzte Zweifel beseitigen: Ein Kind wächst heran, „sichtbar gewordene Liebe", wie der Dichter **Novalis** ein Kind nennt.

Philosophen, Ärzte und Schlagersänger haben mit dem Herzen zu tun. Es wird als Sitz der Seele, als Pumporgan und Heimat der Liebe beschrieben. Dabei ist es auch nur ein Muskel, ein extrem empfindlicher und phantastisch durchdachter Muskel zwar, aber lediglich ein Muskel. Niemand käme doch auf die Idee, den Oberschenkelmuskel mit Liebe in Verbindung zu bringen (es sei denn, der Abschied wurde noch durch einen Tritt ins Bein unvergeßlich gemacht). Und auch der große Rückenmuskel dürfte nicht Anlaß sein, jemanden ohne Gefühl für andere als „hartrückenmuskelig" zu bezeichnen, während wir doch eigentlich rasch kapieren, wer „hartherzig" ist und wer ein eher „zu weiches Herz" hat. Wenn wir die Geschichte „Das kalte Herz" von Wilhelm Hauff lesen, so können wir uns auch hier nicht der Einsicht entziehen, daß das Herz etwas mit Gefühl zu tun haben soll.

Besonders barbarisch finden wir ja die Azteken, die zu ganz besonderen Anlässen Gefangenen das Herz herausschnitten, der Sonne entgegenhielten und es dem Sonnen- und Kriegsgott *Huitzilopochtli* opferten. Etwas nachsichtiger sind wir da schon unseren eigenen Vorfahren gegenüber. Die Wikinger gelten ja nur als etwas rauh (aber herzlich?), nicht als barbarisch. Der sogenannte Wikinger-Hieb war nun sicherlich auch nicht gerade eine von Sanftmut durchtränkte Tat, indem sich der als der beste Krieger erwies, der mit einem einzelnen Hieb seiner Streitaxt den Brustkorb seines Gegners so zerschmetterte, daß er mit der bloßen Hand das noch schlagende Herz herausreißen konnte.

Wir essen ja auch noch zeremoniell Herzen, zumindest zur Weihnachtszeit, auch wenn es nur Lebkuchenherzen sind.

Wie dem nun auch sei: Liebe, zeremonielle Opferung oder tätliche Geschicklichkeit – das Herz war immer etwas Besonderes.

Daß das Herz auch mit dem Blutkreislauf zu tun haben solle, ist eine sehr späte Erkenntnis. Die ursprüngliche Lehre des griechisch-römischen Altertums sah vor, daß das Blut über die **Venen** von der Leber weg („Frei von der Leber weg"?) strömte und dann im Körper versickerte. Die **Arterien** waren für die Luftversorgung zuständig. Auch noch in dem Wort *Arterie* steckt das alte Wort *Aer* = Luft. Das war eine ganz natürliche Erklärung, die sich geradezu aufdrängte. Kriege, Schlachten sowie anderes Gemetzel boten ja ausführliches Unterrichtsmaterial. Die vom Schlachtfeld geschleppten toten Krieger zeigten ja durch ihre gräßlichen Verletzungen zweierlei: Zum einen sah man Gefäße, in denen noch altes, geronnenes Blut war, eben die Blutgefäße, die Venen. Andere Gefäße sahen etwas anders aus, sie hatten etwas dickere Wände, in ihnen war kein Blut. Man nahm also (eigentlich folgerichtig) an, daß die nicht Blut tragenden Gefäße Luft enthielten. Erst Jahrhunderte später erfuhr man, daß diese Überlegung grundsätzlich deswegen falsch war, weil man ein gleichmäßiges Strömen des Blutes annahm und kein „Gepumptwerden". Gerade die Elastizität der Arterien sorgte ja dafür, daß auch nach dem Tode der letzte Blutstropfen aus den großen Gefäßen herausgepumpt wurde.

Am 27. Oktober 1553 bot sich den Gaffern auf dem Marktplatz von Genf ein alltägliches Schauspiel. Dort wurde ein Ketzer verbrannt. Da er wohl besonders Ketzerisches von sich gegeben hatte, wurde er nicht „einfach" nur verbrannt, sondern auf einem Drahtgestell langsam zu Tode geröstet, ein Buch auf seinen Bauch gebunden. Es handelte sich um Miguel **Serveto,** einen 1511 geborenen spanischen Juristen, Religionsphilosophen und Arzt. Serveto hatte ein besonders bedauerliches Schicksal: 1540 floh er vor der katholischen Inquisition (die ihm auch den Feuertod wünschte) nach Frankreich und ließ sich in Vienne als Arzt nieder. Er entdeckte und beschrieb den kleinen Blutkreislauf, also die Zusammengehörigkeit von rechter Herzhälfte, Lungenkreislauf und linker Herzhälfte. Aufgrund seiner Einsichten als freier, unabhängiger Denker wurde er schließlich von den Reformierten verraten, in Lyon inhaftiert, nach Genf ausgeliefert und dort unter Mitwirkung des Papstgegeners **Calvin** zu Tode gequält. Unduldsamkeit führte immer zu Stillstand, aber auch das Zusammenspiel der sonstigen Todfeinde katholischer Kirche und fundamentalistischem Reformismus brachte zwar Serveto den Tod, bremste aber nur die Erkenntnisse (sein Buch hatte nur drei Exemplare, eines davon wurde mit ihm verbrannt), ohne sie letztlich aufhalten zu können. Aufgrund von Servetos Überlegungen forschten dann andere, bis William **Harvey** im Jahre 1621 auch den großen Blutkreislauf beschrieb, also das Pumpen des linken Herzens über die Hauptschlagader, die Verteilung des Blutes in die kleinen und kleinsten Gefäße, das sich dann wieder in den Venen sammelte und zum rechten Herzen zurückfloß. Beide Beschreibungen zusammengenommen bilden die Basis dessen, was wir heute den großen und kleinen oder den Körper- und Lungenkreislauf nennen. Die Erkenntnisse Harveys wurden nicht etwa jubelnd begrüßt, er erlebte die allgemeine Anerkennung seiner Ideen überhaupt nicht mehr.

Weil das Erzählen gerade so schön aus der Feder fließt, eine kleine Anekdote:

Unter den vielen gelehrten und weniger gelehrten, ehrenwerten und mörderischen, idealistischen und raffgierigen Päpsten gab es sage und schreibe auch einen Papst, der Arzt war. Es handelt sich um Petrus Hispannus, der am 8. September 1276 zum Papst gewählt wurde. Er war der einzige Arzt in der Papstgeschichte, nebenbei auch ein bedeutender Gelehrter[1]. Allerdings hatte er das Pech, nur gerade acht Monate und zwölf Tage Papst sein zu können, und damit auch seine Lieblingsidee eines neuen Kreuzzuges nicht zu verwirklichen. Petrus Hispannus starb am 20. Mai 1277.

Die Geschichte der Kardiologie ist aber nicht nur eine Geschichte des Blutkreislaufes. Die Pumpfunktion des Herzens wurde schon früh erkannt, so findet man in einem alten ägyptischen Papyrus folgende Beschreibung des Herzinfarktes:

Wenn du einen Kranken untersuchst, der am Herzen leidet, der deswegen Schmerzen in den Armen, in der Brust und auf der einen Seite seines Herzens empfindet, so handelt es sich um (die Krankheit) *uadj*. Du wirst dem Patienten sagen: irgendetwas ist durch deinen Mund in dich eingedrungen, der Tod bedroht dich[2].

Der Philosoph **Aristoteles** schrieb: „Herzstillstand bedeutet Tod." Und **Galen**, einer der Väter der Medizin, der immerhin aus einer langjährigen Erfahrung als Gladiatorenarzt schöpfte, beschrieb, daß Venen **und** Arterien Blut enthielten, daß nach dem Aufhören einer spritzenden Blutung der Verwundete auch sterbe.

Das Herz als Pumporgan war demzufolge eigentlich schon lange bekannt.

---

[1] Papst Johannes XXI gilt als Wegbereiter des „Nominalismus", eine der bedeutendsten philosophischen Richtungen des Mittelalters.

[2] Im Originaltext steht „Magen" anstatt „Herz". Herz bedeutete in Altägypten Gewissen (das Gewissen, das Herz eines Verstorbenen durfte deshalb über Jahrhunderte hinweg bei der Einbalsamierung nicht entfernt werden). Die Verwechslung mag darin begründet liegen, daß das Herz *ib* heißt, während *ro-ib* der Magen ist. Diese Verwirrung herrscht ja auch heute bei uns, da brauchen wir gar nicht weit zu schauen: *Kardia* heißt sowohl Herz (Kardiologie!) als auch Magenmund.

Grundlagen der Pharmakologie

Damit wir uns in den folgenden Text ohne Schwierigkeiten einarbeiten können, wollen wir vorher einige Begriffe klären, die in der Pharmakologie unabdingbar geworden sind.

> Die **Pharmakologie** ist die Lehre der Wirkungen von Arzneimitteln an menschlichen oder tierischen Organen. Ein **Arzneimittel** ist ein in eine bestimmte Anwendungsform gebrachter Arzneistoff. Der **Arzneistoff** ist ein Wirkstoff, der zur Vorbeugung, Linderung, Heilung oder auch zum Erkennen von Krankheiten dienen soll.

Damit ein Arzneimittel wirken kann, muß es verschiedene Phasen durchlaufen. Diese Phasen sind jeweils Zusammenfassungen sehr komplizierter Vorgänge im Körper. In Anlehnung an das Buch von Ernst **Mutschler** unterscheiden wir 3 Phasen:

- die pharmazeutische Phase,
- die pharmakokinetische Phase,
- die pharmakodynamische Phase.

Unter der pharmazeutischen Phase verstehen wir den Zerfall und die Auflösung von Arzneistoffen im Körper.

Die pharmakokinetische Phase läßt sich unterteilen in die Vorgänge **Aufnahme** eines Arzneistoffes, **Verteilung** dieses Stoffes, also Transport vom Blut ins Gewebe, und schließlich die **Ausscheidungsvorgänge**.

Die pharmakodynamische Phase als Schlußpunkt beschreibt die Vorgänge, die an und in der Zelle passieren und schließlich den gewünschten Effekt bewirken.

Allein aus dieser sehr trockenen und bestimmt nicht unterhaltsamen Aufstellung läßt sich ermessen, wie kompliziert das Schicksal eines Arzneimittels im Körper abläuft und wie viele Teilorganismen daran beteiligt sein müssen. Natürlich müssen die entsprechenden Medikamente so eingerichtet sein, daß sie auch an den Wirkort gelangen können. So ist sicherlich erklärbar, daß Medikamente, die vom Darm nicht ins Blut gelangen können, nur im Darm wirken und daß andererseits Medikamente, die wegen einer Nierenschwäche z. B. nicht ausgeschieden werden können, länger im Körper wirken. Auf all dies muß bei der Herstellung und Entwicklung eines Medikaments Rücksicht genommen werden. Ein Medikament ist eben mehr als nur der darin enthaltene Wirkstoff, hierzu gehören z. B. noch Trägersubstanzen, die Festigkeit einer Tablette, die Lichtempfindlichkeit von Tropfen und vieles mehr.

Wir wollen das an einem Beispiel darstellen (Abb. 1).

All die Sachen hier stellen Zucker in verschiedenen Formen dar. Kandis, Würfelzucker, Streuzucker und Puderzucker. Jemand, der seinen Tee süßen will, wird sicherlich Kandis nehmen können. Schlechter allerdings wird es, wenn er damit eine Vanillensoße zubereiten will. Traubenzucker geht ohne weitere Umbauvorgänge direkt ins Blut und an die Zelle, so daß er auch als „Notfallmedikament" bei Diabetikern beliebt ist. Wir sehen also, daß alleine die Zubereitungsform ein und derselben Substanz mit ursächlich für die Wirkung ist. Wir kennen dies in Form retardierter, also verzögert wirkender Medikamente, und von bestimmten Lösungen, die sofort ins Blut übergehen.

Am Beispiel des Nifedipin können wir das kurz darstellen: Eine Tablette *Adalat retard* bietet über einen bestimmten Zeitraum die gleiche Menge Wirkstoff im Blut, dieses Medikament kann zweimal am Tag genommen werden. Das gleiche Medikament in einer anderen Zubereitungsform, der Kapsel, kann auch als Notfallmedikament dienen, indem die Kapsel auf-

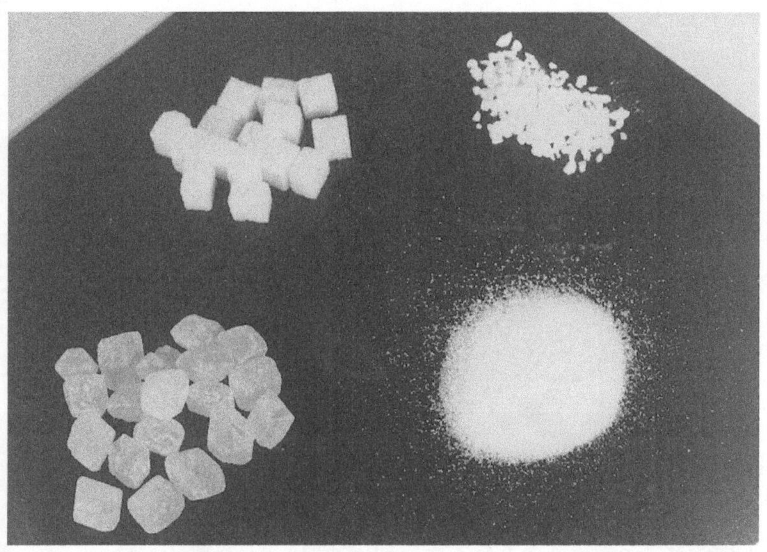

Abb. 1. Zuckersorten

gebissen und dann geschluckt wird, so daß der Wirkstoff sofort freigesetzt werden und zur Entfaltung kommen kann.

Wichtig sind für die Wirkung eines Medikaments auch die **Trägersubstanzen** (Abb. 2).

Nehmen wir einmal an, sowohl unsere Mütter als auch wir haben haben Mehl, Eier, Zucker, Butter usw. zur Verfügung, so würden unsere Mütter unzweifelhaft einen herrlich lockeren Kuchen daraus
backen, bei uns würde es Matsch werden. Obwohl also die Wirkstoffe jetzt haargenau die gleichen sind, auch in der gleichen Zu-
sammensetzung geliefert werden, haben wir doch unterschiedliche
Ergebnisse. Auch die Herstellungsart eines Medikaments ist also
unabdingbar wichtig für seine Wirkung.

Hat sich jemand eigentlich schon einmal eine Vorstellung davon gemacht,
wie wenig **0,2 mg** sind, also ein Fünftausendstel eines Grammes? Um diese
extrem geringe Menge in eine Tablette zu bekommen und diese winzige

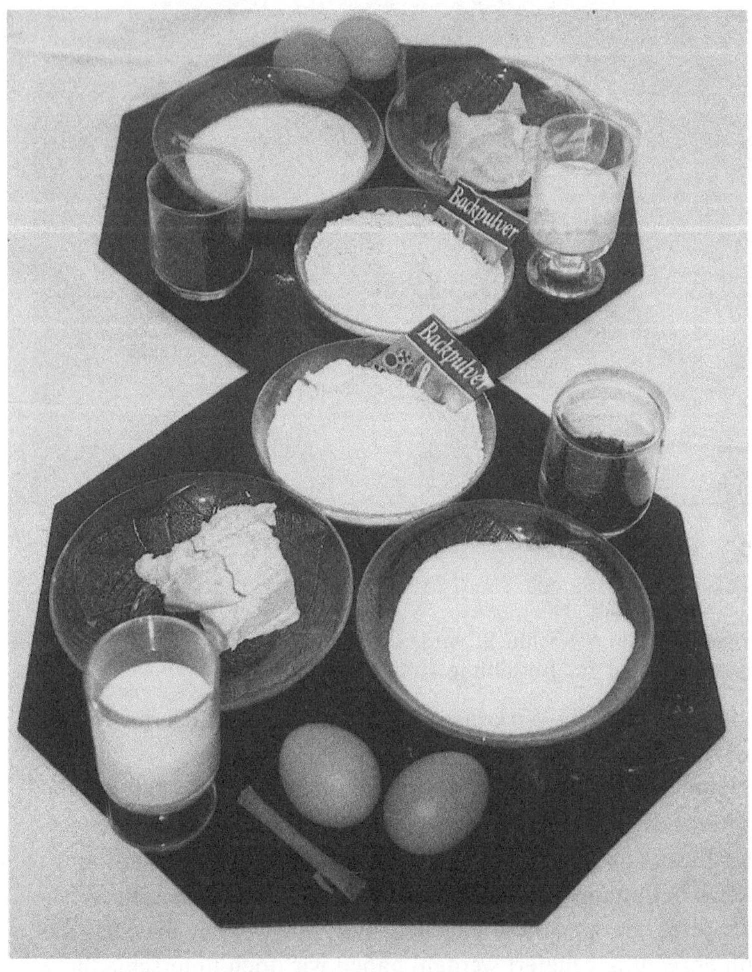

Abb. 2a. Zweimal die gleichen Zutaten

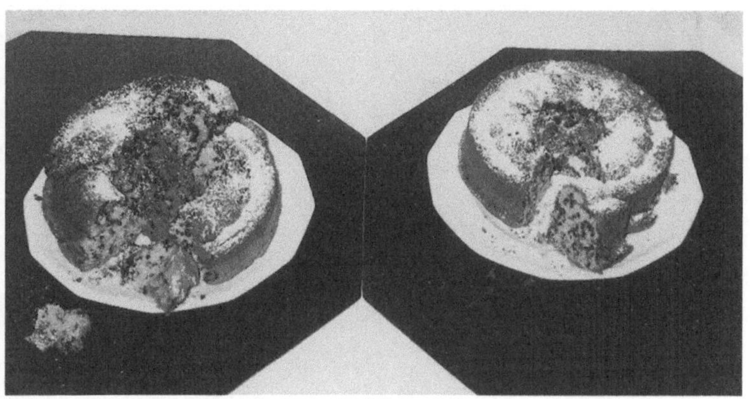

Abb. 2 b. Unterschiedliche Resultate

Menge auch über viele Tabletten hinweg immer gleichmäßig zu gewährleisten, bedarf es schon anderer Voraussetzungen als eines sterilen Kochlöffels, mit dem man verschiedene Pulver zusammenrühren kann.

Des weiteren müssen Medikamente auch in einer bestimmten Form geliefert werden, so dürfen Tabletten beim Herausbrechen aus der Blisterfolie nicht zu Staub zerfallen oder nach dem Schlucken wie ein Stein unbeweglich und unberührt im Magen liegen bleiben, bei Tropfen oder Säften dürfen die Wirkstoffe nicht ausflocken usw.

So betrachtet ist ein Medikament ohne Übertreibung jedes Mal ein kleines Wunder der Technik.

Abb. 2b: Unterschiedliche Rezeptive

Medikamente gegen Bluthochdruck (Antihypertonika)

Ein Mann springt vom elften Stock eines Hochhauses hinunter. Während des Fallens nach unten ruft er den aus den Fenstern und von den Balkonen zuschauenden Mitbewohnern zu: „Ich weiß gar nicht, was ihr habt, das Hinunterfallen ist doch gar nicht so schlimm."

In einer ähnlichen Situation wie der Hochhausspringer befindet sich auch der Hypertoniker. Die Hypertonie ist eine Erkrankung, der in Deutschland etwa 15–30% der Bevölkerung ausgesetzt sind. Sie ist also bei uns sehr weit verbreitet, nimmt mit steigendem Lebensstandard zu und ist die Haupttodesursache. Wie wichtig ein Erkennen und dann eine entsprechende Behandlung dieser Erkrankung ist, zeigen uns die Erfolge in den Vereinigten Staaten: Insgesamt hat dort eine Lebensumstellung stattgefunden zugunsten von mehr Bewegung (Jogging-Welle), einer durchschnittlich deutlichen Einschränkung des Rauchens sowie einer bewußteren, zumeist fettarmen Ernährung. Nach Statistiken hat deswegen die Sterblichkeit an Schlaganfällen (eine der Folgen einer Hochdruckkrankheit) und die an Erkrankungen des Herz-Kreislauf-Systems um etwa 35% abgenommen! Dies alles in einer erst relativ kurzen Zeit, nämlich seit 1972!!

Hypertonieformen und ihre Ursachen

Wir müssen zwei Formen der Bluthochdruckkrankheit (Hypertonie) unterscheiden:

- die primäre oder essentielle Hypertonie und
- die sekundäre Hypertonie.

Wir sprechen von der *primären* oder *essentiellen Hypertonie*, wenn wir andere Formen der Hochdruckkrankheit ausgeschlossen haben und letztlich keine Ursache hierfür feststellen konnten. Zur primären oder essentiellen Hypertonie rechnet man *92% aller Hochdruckfälle*, also die weitaus überwiegende Mehrzahl.

Die *sekundäre Hypertonie* hat verschiedene Ursachen:

- renale Hypertonie:
  - Hypertonie aufgrund einer Erkrankung des Nieren*gewebes*,
  - Hypertonie aufgrund einer Erkrankung der Nieren*gefäße*,
- endokrine (hormonbedingte) Hypertonie,
- kardiovaskuläre Hypertonie,
- neurogene Hypertonie,
- Schwangerschaftshypertonie,
- Hypertonie bei Bluterkrankungen,
- Hypertonie durch Medikamente.

Wir gehen von einem *arteriellen Hypertonus* aus, wenn der Blutdruck einen Wert von 160/95 mm Hg und darüber erreicht. Den Bereich von 140/90 bis 169/95 mm Hg, immer *in Ruhe* gemessen, nennen wir *Grenzwerthypertonie.* Mehrfach hintereinander gemessene hypertone Blutdruckwerte bezeichnen wir als *Hypertonie,* einen einmalig gemessenen überhöhten Blutdruckwert bezeichnen wir als *Hypertonus.*

Primäre Hypertonie

Wenn wir sagen, wir kennen keine Ursachen für diese Erkrankungen, so ist das nur die halbe Wahrheit. Wir kennen verschiedene Bedingungen, die bei einem Aufeinandertreffen in großer Wahrscheinlichkeit zu einer Hypertonie führen werden.

Anlagebedingte Ursachen

Untersuchen wir regelmäßig auch die Kinder von an Hypertonie erkrankten Menschen, so werden wir sehr häufig auch dort erhöhte Blutdruckwerte bereits in der Kindheit sehen. Sehr oft verschwinden diese zu einem bestimmten Zeitpunkt gemessenen erhöhten Blutdruckwerte, insbesondere bei Spiel und Sport. Gelangen jedoch Umweltfaktoren wie Rauchen, Mangel an Bewegung, erhöhter Konsum von Salz, Streß oder Aufregung hinzu, so ist mit einer sehr großen Wahrscheinlichkeit von einer zukünftigen Bluthochdruckerkrankung auszugehen.

Nierenveränderungen

Bei der primären Hypertonie, also nach Ausschluß von Erkrankungen im Bereich der Nierengefäße oder des Nierengewebes, sehen wir dennoch insgesamt eine verminderte Leistungsfähigkeit der Niere zur Ausscheidung von Natrium, einem der beiden Bestandteile des Kochsalzes. Nun spielt jedoch die Fähigkeit der Niere zur Ausscheidung von Wasser und Natrium bei der Langzeiteinstellung des arteriellen Blutdruckes beim Menschen eine wesentliche Rolle. Wir dürfen offensichtlich annehmen, daß Patienten mit primärer Hypertonie deswegen erhöhte Blutdruckwerte brauchen, um eine ausreichende Wasser- und Kochsalzausscheidung über die Niere zu erreichen.

Nervensystem

Wir sehen bei Menschen mit primärer Hypertonie eine erhöhte *sympathische Aktivität* des autonomen Nervensystems. Wir sehen weiter, daß es insbesondere bei Streß oder anderer Belastung oder Aufregung bei hochdruckerkrankten Menschen zu einer deutlich verstärkten Ausscheidung der Katecholamine im Urin kommt. Katecholamine sind Stoffe, zu denen wir auch Dopamin und Adrenalin rechnen, also Hormone mit einer blutdrucksteigernden Wirkung.

Renin-Angiotensin-Aldosteron-System

Dieses System führt zu einer Aufrechterhaltung des Blutdruckes insbesondere bei Wasser- oder anderweitigem Flüssigkeitsverlust (Blutung, Durchfall, Schwitzen). Ganz eindeutig sind die Ergebnisse hier allerdings nicht, da etwa ein Drittel der Patienten *erniedrigte* Renin-Werte im Blut aufweist, etwa 10% haben *erhöhte* Renin-Werte. Den genauen Ablauf des Renin-Angiotensin-Aldosteron-Systems (RAAS) sehen wir nachher bei der Besprechung der sogenannten *ACE-Hemmer*. Wichtig im Moment ist für uns, daß dieses System nicht ausschließlich in der Niere wirkt, sondern auch besonders in der Gefäßmuskulatur, der Wirkstoff Angiotensin II ist auch ein Wachstumsfaktor für den Herzmuskel.

Hormonelle Faktoren

Hier wurden sehr viele Untersuchungen durchgeführt, mit ziemlicher Sicherheit läßt sich allerdings nur sagen, daß bei Patienten mit arterieller Hypertonie der Wirkstoff *Vasopressin*[3] erhöht ist.

Andere mögliche Faktoren

Fettleibigkeit (Adipositas oder in der noch gesteigerten Form Adipositas permagna)
Stellen wir uns vor, ein Kasten Beck's inklusive Leergut, Kasten und natürlich Flüssigkeit wiegt etwa 10 kg. Wo wir nun auch gehen

---

[3] Ein schöner Name: *Vas* heißt das Gefäß (wie in Vase), *press* der Druck.

oder stehen, wir müßten immer ein bis drei dieser (vollen!) Kästen mit uns auf unserem Buckel herumschleppen. Dieses Übergewicht (10 bis 30 kg) nun gleichmäßig in Bauch, Oberschenkel oder Oberarmen verteilt wirkt nicht so stark belastend – meinen wir jedenfalls, dem Herzen ist es sehr egal, wo die 30 kg Übergewicht sitzen, es muß für dieses Gewicht mehr arbeiten und antwortet darauf mit erhöhtem Blutdruck. Hieraus kann sich dann die Hochdruckkrankheit entwickeln. Weiter müssen wir sehen, daß bei adipösen Menschen auch sehr häufig eine erhöhte *Fett-Glukose-Intoleranz* besteht, das heißt, der Stoffwechsel des Zuckerhaushalts kann sich leicht in Richtung Diabetes mellitus verschieben. Möglicherweise spielt auch eine Abnahme des den Zuckerhaushalt regulierenden Hormons Insulin eine Rolle.

Alkoholkonsum

Schon in geringen Mengen kann Alkohol den Blutdruck erhöhen. Wir können uns das so vorstellen, daß diese Blutdrucksteigerung eventuell auf einen Anstieg des *Herzminutenvolumens*, also dem, was ein Herz pro Minute an Blut auspumpt, und der *Herzfrequenz*, der Pulszahl, zurückzuführen ist, möglicherweise auch auf eine Aktivierung des *sympathischen Systems* (Katecholamine!). Bei stetigem Alkoholkonsum kann sich also auch leicht eine Hypertonie entwickeln.

Geringe körperliche Aktivität

Wer rastet, der rostet! Allerdings dürfen wir nicht aus der gewaltigen Bedeutung, die der Ausdauersport für die Bekämpfung der Hypertonie hat, gleichzeitig den Schluß ziehen, daß Bewegungsmangel *immer* zur Hypertonie führen *muß*. Bewegungsmangel wird zur Entstehung der Hypertonie möglicherweise allgemein zu hoch angesehen. Das gleiche Schicksal trifft übrigens auch den Kaffee oder den Tee, beide stehen ja für alles mögliche als Ursache vor Gericht. Bewiesen werden konnte das allerdings bisher noch nie. Natürlich dürfen wir jedoch fehlende wissenschaftliche Erkenntnisse nicht als Ausrede benutzen, überhaupt keine Bewegung mehr auszuüben, sondern lieber auch den kleinsten Weg mit dem Auto zu erledigen.

Qualm

Nikotinabusus und Hypertonie laufen parallel. Möglicherweise allerdings gar nicht einmal wegen der direkten „Genußgifte", die die Zigarette enthält, sondern wegen der damit verbundenen „sekundären" Erscheinungen, als da nämlich sind: Bewegungsmangel, Alkoholkonsum usw. Alles in allem müssen wir sehen, daß keine dieser letzten Ursachen *beweisbar* eine Hypertonie herbeiführen, in ihrer Gesamtheit allerdings können sie schon eine verheerende Wirkung haben.

Ein harmloser Tropfen Wasser macht uns noch nicht naß, auch wenn es nur alle paar Minuten einen Tropfen regnet, stört uns das auch noch nicht. Wenn es aber von allen Seiten nur so herniederprasselt, dann werden wir schon richtig naß.

Stadieneinteilung

Wir unterteilen die primäre Hypertonie in vier Grade oder Stadien:

Stadium I

Wir sehen hierbei nur eine Erhöhung des Blutdruckes und keine weiteren Veränderungen im Organsystem.

Stadium II

Außer der Erhöhung des Blutdruckes finden wir hier schon Gefäßveränderungen und bereits Organschäden, die die Herzkranzgefäße, die Nieren- oder Hirnarterien betreffen.

Stadium III

Dieses Stadium betrifft die Auswirkungen der Blutdruckerkrankungen nach langjähriger Krankheitsdauer. Hier sehen wir auch Veränderungen im Bereich des *Herzens*, wobei bereits durch eine koronare Herzkrankheit ein Herinfarkt eingetreten sein kann oder aber es zu einer Herzmuskelschwäche (Herzinsuffizienz) gekommen ist; der *Nieren*, wobei hier die arteriosklerotischen Veränderungen der Nierengefäße möglicherweise bereits zu einem Nierenversagen geführt haben können; der *Augen*, typisch hierfür sind Durchblutungsstörungen sowie kleinere Einblutungen im Bereich der Netzhaut, daraus resultieren Sehstörungen bis zur völligen Blindheit. Nicht selten ist es, daß die Hochdruckkrankheit überhaupt erst vom Augenarzt festgestellt wird, der das erste Mal mit einem ansonsten ja beschwerdefreien Patienten zu tun hat.

Stadium IV

Wir sprechen von einer bösartigen (malignen) Hypertonie dann, wenn die Erkrankung einen sehr raschen Verlauf nimmt, zu ausgeprägten Sehstörungen, zu Nierenversagen, möglicherweise sogar zum Tod führen kann.

> Um es noch einmal zusammenzufassen: Die Hochdruckerkrankung tut nicht weh, sie kann aber verheerende Folgen bis zur Blindheit oder zum Tod haben. Denken wir an den Hochhausspringer: Der **Weg** bis zum Aufklatschen tut nicht weh, die **Folge** allerdings ist vernichtend.

Sekundäre Hypertonieformen

Hypertonie durch Nierenerkrankungen

Hier unterscheiden wir zwei Formen. Da ist zum einen die Blutdruckkrankheit, die aufgrund einer Erkrankung des *Nierenge-*

webes (renoparenchymale Hypertonie) entsteht. Als wichtigste Ursache hierfür ist zu nennen, die **Glomerulonephritis**, eine Entzündung des Glomerulums in der Niere (s. Abb. 3) Die Glomerulonephritis entsteht *akut* im Zusammenhang mit einer Infektion, *chronisch* meist im Rahmen einer Immunerkrankung.

Weitere Ursache kann die *diabetische Glomerulosklerose* sein, eine Folgeerkrankung des Diabetes mit „Verkalkung" des Glomerulums. Den Mechanismus, wie eine Erkrankung der Niere zur Blutdrucksteigerung führen kann, müssen wir uns etwa so vorstellen: Durch das zuführende Gefäß (Vas afferens; s. Abb. 3) gelangt Blut in das Glomerulum, dort wird es aus den Gefäßen gepreßt und als Primärharn ausgeschieden, bevor es dann über das wegführende Gefäß (Vas eferens; Abb. 3) aus der Niere gelangt. Da die Niere ein sehr lebenswichtiges Organ ist, reagiert sie sehr feinfühlig auf Veränderungen. Sind die Gefäße (wie bei der Glomerulosklerose) nicht durchlässig, so „denkt" das dahinter liegende Gefäß-

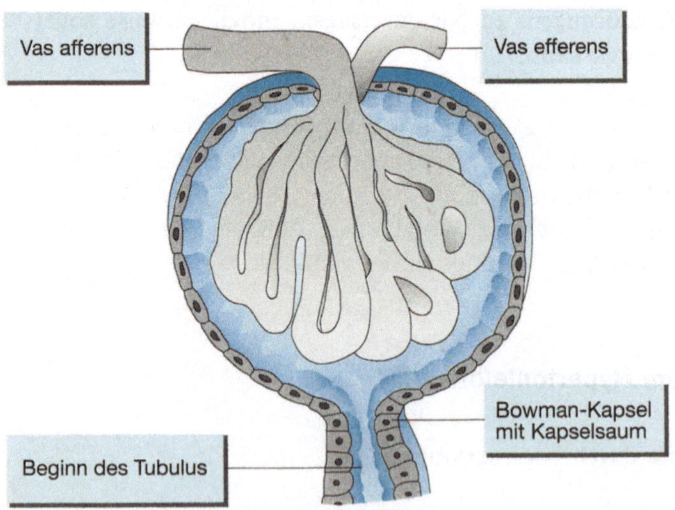

Abb. 3. Anatomie des Glomerulums

knäuelchen, es bekomme zu wenig Blut, woraufhin dann der Blutdruck im Körper insgesamt gesteigert wird, um die Durchblutung in diesem Bereich zu verbessern. Ist das Glomerulum überhaupt geschädigt, so kann es weniger Natrium und Flüssigkeit ausscheiden, worauf ein Hochdruck aus der Wasserüberlastung resultiert. In allen Fällen kann man sagen, daß jede Form einer Nierenerkrankung zu einem Bluthochdruck führen kann.

Hinweisend auf eine Erkrankung im Bereich der Niere sind Veränderungen im Bereich des Harns, die mit einer *Proteinurie* (Eiweißausscheidung durch die Niere mit über 150 mg/Tag) einhergehen. Weiter kann man bei entsprechenden Vermutungen über eine *Nierenbiopsie* (Gewinnung einer Nierengewebsprobe) die Diagnose stellen.

Die Behandlung: In erster Linie ist wichtig eine Einschränkung der Kochsalzeinnahme auf weniger als 5 g pro Tag. Weiter sollten wir ausschwemmende Medikamente (Salidiuretika) geben, wobei wir allerdings hier auf die Nierenwerte insgesamt achten müssen. Den Blutdruck alleine können wir über β-Rezeptorenblocker senken. Theoretisch ist die Gabe von ACE-Hemmern möglich, wir müssen jedoch bedenken, daß auch diese ACE-Hemmer die Gefäßspannung des hinführenden Gefäßes senken, so daß für das dahinter liegende Glomerulum unverändert der Eindruck einer verminderten Durchblutung entsteht. Dies kann sogar bis zum vollständigen Funktionsverlust der Niere führen.

Von allen Hypertonikern leiden etwa 5% an einer renoparenchymalen Hypertonie.

Hypertonie infolge einer Erkrankung der Nierengefäße (renovaskuläre Hypertonie)

Hierunter fassen wir alle die Erkrankungen zusammen, die aufgrund einer ein- oder beidseitigen Verengung der Nierenarterien oder ihren nächsten Ästen entstehen.

Als Hauptursache sehen wir hier die allgemeine Gefäßverkalkung (Arteriosklerose), Stenosen nach Nierenverpflanzungen oder das verhältnismäßig seltene hämolytisch-urämische Syndrom. Hier müssen wir uns die Ursache, ähnlich wie bei der Glomerulosklerose, so vorstellen, daß ein Mißverhältnis besteht zwischen Angebot und Nachfrage im Nierenorgan. Durch eine Verengung der Nierenarterie wird die dahinter liegende Niere letztlich zu wenig durchblutet, was sie durch eine Blutdrucksteigerung, die über das schon so oft angesprochene Angiotensin-System läuft, mit vermehrter Durchblutung beheben will. Dies führt dann zu einer allgemeinen Hypertonie.

Herausbekommen können wir diese Erkrankung durch eine sogenannte digitale Subtraktionsangiographie (DSA), in der röntgenologisch zwei Bilder mit und ohne Kontratsmittel über einen Rechner voneinander „abgezogen" werden, durch eine Dopplersonographie, durch nuklearmedizinische Verfahren sowie letztlich durch den sogenannten Captopril-Test (s. unten).

Die Behandlung wird nach Möglichkeit in der *operativen Beseitigung* der Verengung liegen, kann dies aus verschiedenen Gründen nicht geschehen (z. B. weil es sich bei der hinter der Verengung liegenden Niere nur noch um eine funktionslose sog. Schrumpfniere handelt oder weil die Gefäße zusätzlich geschädigt sind), so muß man auch eine Nierenentfernung in Betracht ziehen. Medikamentös kommen hier in erster Linie β-Rezeptorenblocker oder Kalziumantagonisten infrage.

Endokrine Hochdruckerkrankungen

Hierunter verstehen wir alle die Erkrankungen, die durch eine Störung im Bereich der Hormone entstehen.

Als Beispiel können wir das *Phäochromozytom* nennen, eine Überfunktion des Nebennierenmarkes. Das Phäochromozytom kann ganz vielfältige Symptome bewirken, manche Patienten klagen über Kopfschmerzen, andere über Herzklopfen, es geht über erschwerte Atmung (Dyspnoe), Hitzegefühl, Sehstörungen bis hin zur Verstopfung. Bedrohlich ist die Erkrankung insbesondere dann, wenn sie *krisenhaft* auftrit und mit enorm erhöhten Blutdruckwerten bis zu über 300 mm Hg einhergeht.

Die Behandlung der Wahl ist ausschließlich die operative Entfernung, medizinisch *Adrenektomie* genannt, des Phäochromozytoms **nach** einer Vorbehandlung durch Phenoxybenzamin (*Dibenzyran*). Nach einer Operation können die Blutdruckwerte schlagartig bis auf Normalwerte abfallen.

Die anderen sekundären Hypertonieformen sind relativ selten, am häufigsten hiervon ist noch die Schwangerschaftshypertonie zu nennen.

Schwangerschaftshypertonie

Diese Erkrankung kann verschiedene Ursachen haben, eine Abgrenzung während der Schwangerschaft ist manchmal sehr schwierig. Etwa 10 bis 15% aller Schwangerschaften weisen eine zumindest vorübergehende Schwangerschaftshypertonie aus.

Wir unterscheiden vier Formen:

- Idiopathische Gestose, die gekennzeichnet ist durch eine schwangerschaftsbedingte Hypertonie mit Eiweißausscheidung über den Urin (mehr als 300 mg am Tag);
- Chronische, schwangerschaftsunspezifische Hypertonie **ohne** Proteinurie;
- Schwangerschaftsspezifische Verschlechterung der Hochdruckerkrankung mit einhergehender Proteinurie bei bereits betstehender Hypertonie (diese Erkrankung nennen wir *Pfropfgestose*);

- Schwangerschaftsspezifische Hypertonie ohne Eiweißausscheidung durch den Urin, die gleich nach der Geburt verschwindet[4].

Wir müssen beachten, daß sich hier die Normalwerte etwas verschoben haben, Blutdruckwerte über 140 mm Hg gelten bei der Schwangeren schon als behandlungsbedürftig.

Medikamentös wird diese Form der Hypertonie meist mit Methyl-Dopa, Dihydralazin oder auch Kalziumantagonisten behandelt.

Allgemeine Behandlungsrichtlinien

Zumeist wissen wir die Ursache einer Hochdruckerkrankung nicht. Eine rein ursachengerichtete („kausale") Behandlung ist demzufolge auch gar nicht möglich. Wir wollen deshalb mit sogenannten *Basismaßnahmen* Entstehung, deutlichere Ausprägung und Zweit- oder Folgeerkrankungen bekämpfen. Zu diesen Basis- oder Allgemeinmaßnahmen gehört insbesondere *körperliche Aktivität.* Bisher ist es nicht bewiesen, wir dürfen aber als sehr wahrscheinlich annehmen, daß körperliche Aktivität den Blutdruck auch unabhängig von anderen Effekten senken kann. Durch (regelmäßigen!) Sport können wir unser Körpergewicht deutlich reduzieren: Dadurch alleine sinkt der Blutdruck. Wir erhöhen die Kochsalzausscheidung durch Schwitzen: Dadurch sinkt der Blutdruck. Wir gestatten dem Herzen eine „ökonomischere" Arbeit des Herz-Kreislauf-Systems: Dadurch sinkt der Blutdruck. Wir können also nicht genau entscheiden, ob der Sport direkt für die Blutdrucksenkung verantwortlich ist oder die die durch den Sport erreichten körperlichen Veränderungen. Lassen wir aber diesen Streit den Akademikern!

---

[4] Unter **Gestose** verstehen wir eine mit der Schwangerschaft in Zusammenhang stehende Erkrankung.

Wir können für uns feststellen: Durch Sport sinkt unser Körpergewicht, vermehren wir unsere Kochsalzausscheidung, lassen wir unser Herz gesünder arbeiten, durch Sport also sinkt ein erhöhter Blutdruck.

Nun sollten wir uns allerdings auch damit beschäftigen, daß Sport nicht gleich Sport ist. Der Schachsport fordert im allgemeinen wenig körperliche Aktivität (es sei denn, man spielt mit Mühlsteinen), andererseits ist Gewichtheben für einen Hypertoniker nicht angezeigt.

Wir können ganz verallgemeinernd sagen: Gut geeignet zur Bekämpfung der Hochdruckerkrankung sind alle **Ausdauersportarten** mit wenig plötzlichen Spitzenleistungen (z.B. Laufen, Radfahren, Skilanglauf) sowie Mannschaftsspiele mit vergleichsweise geringer körperlicher Belastung (z.B. Volleyball oder Basketball in Freizeitmannschaften). Ungeeignet sind alle Sportarten, in denen eine hohe, z.T. auch nur kurzzeitig hohe Belastung aufritt (z.B. Squash, Gewichtheben, Bodybuilding oder auch Surfen).

Aber auch das sind nur ganz allgemeine Bemerkungen, gerade für Patienten mit Hochdruck im Stadium I können wir sagen: Jeder Sport ist besser als gar kein Sport!

Zu den weiteren Maßnahmen bei der Basisbehandlung gehören auch eine Gewichtsreduktion (als Faustregel können wir uns merken: Eine Gewichtsreduktion von 1 kg senkt den Blutdruck systolisch um 2, diastolisch um 1 mm Hg), Verzicht auf Alkohol und Nikotin[5] und nach Möglichkeit Vermeidung von all dem, was wir Streß nennen. Streß ist mittlerweile ein Wort geworden, mit dem

---

[5] Obwohl **jeder** mit Sicherheit als Gegenbeispiel einen 95jährigen Großvater hat, der Zeit seines Lebens tagtäglich acht Zigarren geraucht und 1,5 l Wein getrunken hat. – Im übrigen wird der Waldläufer ohnehin bald aufhören zu rauchen, sonst wird die Lauferei zur Qual.

wir jede Belastung und jede Aufregung umschreiben können („Ach, war das wieder ein Streß beim Milchmann, drei Leute waren vor mir dran!!"). Hier soll das Wort bedeuten, jede Belastung oder Aufregung, die nicht verarbeitet oder abreagiert werden kann. Derjenige, der immer um 5.00 Uhr morgens aufgestanden ist, um noch möglichst viele Tageszeitungen zu lesen oder Akten zu durchstöbern, sollte dies auch so beibehalten, wenn ihm das wirklich Spaß macht.

Psychologisch gesehen gibt es zwei verschiedene Typen des Umgangs mit sich und den Anforderungen an das eigene Ich, den A- und den B-Typ:

Der sogenannte *A-Typ* gilt als wettbewerbs- und arbeitsorientiert, als aggressiv[6], ungeduldig, stets in Eile und wachsam. Der A-Typ gilt als nach außen hin beherrscht, aktiv, gewissenhaft, pflichtbewußt und zuverlässig. Dahinter steht allerdings Unsicherheit, Verletzlichkeit, Abhängigkeit und im großen und ganzen viel Unausgeglichenheit. Diesen A-Typ wird es nirgends auf der Welt so wie hier beschrieben geben, höchstens annäherungsweise. Der A-Typ neigt zur Hypertonie und zur koronaren Herzkrankheit.

Alles, was nicht A-Typ ist, gilt als B-Typ.

Außerdem sollten wir lernen, mit der Einnahme von Kochsalz etwas zurückhaltender zu werden. Würzen kann man ganz genauso gut mit Pfeffer oder verschiedenen Kräutern, Kochsalz selbst treibt den Blutdruck in die Höhe.

Allein mit diesen Basismaßnahmen müßte es häufig möglich sein, die milde Form der Hochdruckerkrankung im Stadium I bis II anzugehen. Wenn dann spätestens nach einem halben Jahr die Patienten mit dieser sogenannten „milden Hypertonie" nicht diastolische Blutdruckwerte unter 90 mm Hg haben, sollte mit der medikamentösen Behandlung begonnen werden, über die wir uns dann jetzt gleich unterhalten wollen.

---

[6] Das soll nichts Böses bedeuten, das Wort kommt aus dem Lateinischen und rührt vom Tätigkeitswort adgredi (= aggredi), ‚herangehen an' her. Es bedeutet also nur eine grundsätzlich aktive Form und das Gegenteil von „an sich herankommen lassen".

Medikamentöse Behandlung der Hypertonie

Wenn die eben dargestellten Allgemein- oder Basismaßnahmen wie Gewichtsreduzierung, Einschränkung der Kochsalzzufuhr, Verminderung von Alkoholaufnahme, Verzicht auf Rauchen sowie regelmäßige körperliche Belastung und bewußte, zumeist fettarme Ernährung, nicht greifen, so muß eine medikamentöse Behandlung eingeleitet werden. Dieses *Muß* ist keine Verbeugung vor der Pharmaindustrie, denn wir brauchen zur Verminderung von Folgeschäden, also letztlich zur Erhöhung der Lebenserwartung, einen gut eingestellten Blutdruck.

Die Blutdruckeinstellung wird in allererster Regel mit *einem* Medikament eingeleitet – der Mediziner spricht hier von einer *Monotherapie*. Die *Deutsche Liga zur Bekämpfung des Hochdrucks* schlägt bei einer Monotherapie vier gleichwertige Medikamentengruppen vor. Es handelt sich um:

- *β*-Rezeptorenblocker,
- Kalziumantagonisten,
- Diuretika,
- ACE-Hemmer.

Wir wollen jetzt Punkt für Punkt und einzeln diese Medikamentengruppen in ihren Wirkungen, in den nicht erwünschten Wirkungen (= *Nebenwirkungen*) und in ihren Dosierungen besprechen.

β-Rezeptorenblocker

Zwei Physiologen, B. W. **Cannon** und H. **Rosenbluth**, bemerkten eine unterschiedliche Wirkung der Erregung des Sympathikus. Sie nahmen an, daß diese unterschiedlichen Wirkungen durch **zwei verschiedene** Wirkstoffe erreicht werde, die sie *Sympathin E* und

Sympathin I nannten (E = erregend, I = hemmend [inhibitorisch]) nannten. Der 34 Jahre alte Pharmakologe Raymond F. **Alquist** widerspricht dieser These und meint, für die Wirkung sei nur ein einziger Stoff notwendig. Diese Substanz müsse aber mit verschiedenen Rezeptoren in Verbindung gelangen, um zu wirken. Da er keine besseren Namen dafür findet, nennt er diese Rezeptoren α- und β-Rezeptoren.

Die hartnäckigen Forschungen und auch das beharrliche Festhalten daran, seine Ergebnisse auch zu veröffentlichen und damit der Fachwelt zur Verfügung zu stellen (weil sie so sehr offensichtlich gegen die herrschende Lehre verstießen, haben angesehene medizinische Fachblätter Alquists Arbeit anfangs gar nicht haben wollen, sie wurde mit deutlicher Verspätung 1948 im *American Journal of Physiology* veröffentlicht, also nicht gerade einem Blatt, das in der Klinik tätige Kollegen lesen), hat zu einer gewaltigen Verbesserung in der Behandlung des Hochdrucks und des Herzinfarkts geführt. Aufgrund der Forschungen von Alquist suchte dann eine Forschergruppe des englischen Pharmakonzerns Imperial Chemical Industries (ICI) nach einem Medikament, das eine „adrenerge Blockade des Myokards" erreichen soll, es sollte also den akuten Sauerstoffbedarf des Herzens in Spitzenbelastungszeiten drosseln. Nach ganz genau 45.520 (!!) erforschten und entwickelten Substanzen findet man eine Verbindung, der man den chemischen Namen Propanolol gibt, die 1964 als erstes Medikament aus der Gruppe der sogenannten β-Rezeptorenblocker auf dem Markt erscheint.

Wie wirken β-Blocker?

Es gibt sogar zwei Arten von β-Rezeptoren: β_1- und β_2-Rezeptoren. β_1-Rezeptoren finden wir fast ausschließlich im Bereich des Herzens, β_2-Rezeptoren führen zur Erschlaffung glatter Muskulaturen im Bereich der Gefäße der Skelettmuskulatur, sie führen zur

Erweiterung der Bronchien, letztlich auch zur Hemmung der Wehentätigkeit[7]. Zudem gibt es auch noch Stoffwechselwirkungen, in der Leber führt die Aktivierung von β_2-Rezeptoren zum Abbau von Glykogen zu Glukose, im Fettgewebe werden Triglyzeride abgebaut.

Die β_1-Rezeptoren erhöhen die Schlagkraft des Herzens, sie erhöhen die Schlagfrequenz (Puls) und die Erregungsausbreitung. Zur besseren Übersichtlichkeit haben wir alles in Tabelle 1 dargestellt.

Finden wir also Stoffe, die die Aktivität der β-Rezeptoren blockieren, so haben wir natürlich die genau entgegengesetzten Wirkungen (Tabelle 2).

Nun ist es auf den ersten Blick widersprüchlich: Wie soll ein Medikament bei der Hochdruckkrankheit wirken, wenn es doch

Tabelle 1. Wirkung der β-Rezeptoren

Wirkort	β_1-Rezeptoren	β_2-Rezeptoren
Herz	Frequenz steigt Schlagkraft steigt	
Blutgefäße		
– Arterien		Erweiterung
– Kranzgefäße	Erweiterung	
Bronchien		Erweiterung
Fettzellen	Freisetzung von Fett	
Magen–Darm	verringerte Beweglichkeit	
Glatte Muskulatur (z. B. Uterus)		Entspannung

---

[7] Aus diesem Grunde gibt es für den Wirkstoff Fenoterol, der die β_2-Rezeptoren antreibt, also genau das Gegenteil von β-Blockern ist, zwei Anwendungsgebiete: als *Partusisten* hemmt es die Wehentätigkeit, als *Atrovent* weiß es der Asthmatiker zu schätzen. Beides ist aber derselbe Stoff, nur in unterschiedlicher Darreichungsform.

Tabelle 2. Wirkungen der β-Rezeptorenblocker

Wirkort	Wirkung
Herz	Frequenzverlangsamung
	Schlagkraft wird vermindert
Gefäße	tendenzielle Verengung im
	„arteriellen Schenkel"
Bronchien	Verengung
Glatte Muskulatur	Erregung, Zusammenziehen

gleichzeitig die Gefäße enger stellt und so den Hochdruck erst bewirken müßte?

β-Rezeptorenblocker bewirken auch nicht direkt eine Blutdrucksenkung, sondern nur indirekt[8].

Die unmittelbare Folge der Einnahme der β-Blocker ist die Abnahme des sogenannten *Herzminutenvolumens*, also dem, was ein Herz pro Minute an Blut ausstößt, vor allem durch die Abnahme der Pulsfrequenz.

Herzminutenvolumen wird berechnet aus der Pulsfrequenz F mal dem Volumen pro Herzschlag SV, also HMV = F·SV. Sinkt die Frequenz, wird natürlich auch das Herzminutenvolumen geringer, es sei denn, das Schlagvolumen wird in gleichem Maße größer. Als Rechenbeispiel: Gesunder junger Mann, Puls 64 Schl/min, Schlagvolumen 80 ml, MMV = 5,1 l. Unter Belastung kann sich die Herzfrequenz etwa **verdreifachen,** das Schlagvolumen etwa **verdoppeln,** so daß dieser Mann etwa 25 l an Herzminutenvolumen haben könnte (Gewaltig, nicht? Das Herz schlägt **pro Minute** etwa die Flüssigkeitsmenge von drei Kisten Sprudel weg! Beim Radfahrer Miguel **Indurain** beträgt das HMV schon deutlich mehr als **50 l!**)

Wie eine Antwort des Körpers scheint daraufhin vorübergehend auch eine Zunahme des Gefäßwiderstandes aufzutreten, woraufhin sich dann erst **im Verlauf von mehreren Wochen** die maximal

---

[8] So einhundertprozentig genau ist dieser Mechanismus übrigens auch noch nicht bekannt.

erreichbare Blutdrucksenkung einstellt. Dies ist also eine indirekte Wirkung über die verbesserte Herzleistung. Letztlich ist es auch dieses, was den Einsatz von β-Blockern zu Anfang etwas schwierig gestaltet und insbesondere für Ungeduldige („Nun schluck' ich schon seit vier Tagen das Zeug und es wirkt überhaupt nicht!") als vergebliche Liebesmühe erscheinen läßt.

> β-Blocker senken indirekt den Blutdruck durch eine „ökonomischere" Herzarbeit.

Nicht erwünschte Wirkungen

Die nicht erwünschten Wirkungen der β-Blocker lassen sich aus den Wirkungen ersehen. Zusätzlich hierzu kommt noch, zumindest zu Beginn der Einstellung, eine Müdigkeit; insbesondere junge Männer beklagen eine andere, sehr unbeliebte Form der Müdigkeit, indem die Tätigkeit, für die es den Unterschied zwischen Mann und Frau gibt, nur sehr mühsam, wenn überhaupt vollzogen werden kann, weil das Nervensystem in einem sonst für diesen Zweck sehr hervorstehenden Zellverband gebremst wird.

Wie wir oben gesehen haben, erweitern die β-Rezeptoren die Blutgefäße. Geben wir nun β-Rezeptorenblocker, so überwiegt an den Gefäßen die Wirkung der α-Rezeptoren, die für eine ausgeprägte Verengung der Gefäße sorgen.

Sinkt der Blutzucker bei einem Menschen, egal ob Diabetiker oder Gesunder, so meldet der Körper: Hunger auf Süßes! Dies wird auch über β-Rezeptoren vermittelt. Auch aus diesem Grunde ist die Gabe von β-Blockern bei Diabetikern sehr zu überdenken, weil ihnen dann die Warnsignale des Körpers bei Unterzuckerung nicht mehr vermittelt werden können.

β-Blocker sollten also **nicht gegeben** werden:

- bei Asthmatikern,
- bei Patienten mit arterieller Verschlußkrankheit,
- bei Diabetikern sowie

● bei Kranken mit einer Erhöhung der Blutfette (Hypertriglyzeridämie).

Nun wußte man um diese Vorgänge schon lange Bescheid, was lag also näher, als Medikamente zu entwickeln, die **ausschließlich** auf die β_1-Rezeptoren wirken? Dies geschah auch, man nennt diese Rezeptorenblocker *beta-1-selektiv*. Hierzu gehören insbesondere die heute am meisten verwendeten Medikamente dieser Gruppe Atenolol (*Tenormin*) sowie Metroprolol (*Beloc*).

Allerdings geht diese Selektivität nicht so weit, daß man bedenkenlos Asthmatikern Medikamente dieser Gruppe geben dürfte.

Weiterhin findet man eine noch etwas neuere pharmakologische Spitzfindigkeit, die sogenannte *intrinsische sympathomimetische Aktivität* (ISA). Das bedeutet, daß Medikamente dieser Gruppe in sehr großem Ausmaße β-Rezeptoren blockieren, in einem etwas geringerem Umfang allerdings auch gleichzeitig erregen. Hierdurch sollen Herzfrequenz und Schlagvolumen nicht zu stark beeinflußt werden. Wir stehen allerdings nicht alleine mit unserer Meinung, daß diese ISA hauptsächlich eine theoretische Bedeutung hat, einen therapeutischen Vorteil konnte man bisher nicht sicher belegen.

Weiter haben β-Blocker auch noch eine psychische Wirkung: Durch Dämpfung des „adrenergen" Systems kommt es auch innerlich zur Ruhe, die Bewegungen werden ruhiger, man wird konzentrierter. Kein Wunder, daß viele Musiker und einige Sportler (Schützen, Autorennfahrer) β-Blocker nehmen.

1965 wurde in Deutschland mit Propanolol (*Dociton*) der erste β-Blocker eingeführt, bis 1975 gab es dann insgesamt fünf β-Blocker, wobei das Pindolol (*Visken*) noch am bekanntesten ist. In den Jahren zwischen 1977 und 1985 wurden weitere 14 β-Blocker entwickelt und eingeführt, die sich allerdings hauptsächlich in der

Verpackung unterscheiden. Eine Ausnahme bildet Sotalol (*Sotalex, Darob*), das wir aber noch weiter unten bei den Antiarrhythmika besprechen wollen.

Nach Abklärung der Kontraindikationen stellen β-Blocker eine wirksame Hilfe gegen die Bluthochkrankheit dar, sie sind insbesondere bei jüngeren Menschen Mittel der ersten Wahl.

Pflegerische Bedeutung

Gerade auf Intensivstationen oder Wachstationen mit dauernder Monitor-Überwachung erschrickt man gelegentlich, wenn schlafende Patienten nachts auf einmal eine Pulsfrequenz von etwa 40 Schlägen pro Minute haben. Unter der Behandlung mit β-Blockern ist das sogar noch als normal zu werten. Hier ist also keine Panik angezeigt.

Mit β-Blockern behandelte Patienten sollten, insbesondere in der Einstellungsphase, nur langsam mobiliisert werden. Beim Aufstehen aus dem Bett sollte man dem Patienten auf der Bettkante eine kurze Verschnaufpause gönnen, weil das beim Aufrichten in die Muskulatur wegsackende Blut unter Behandlung mit β-Blockern nicht so schnell wieder zurück zum Herzen gelangen kann, wobei das Herz ja auch langsamer schlägt, so daß es vorübergehend zu einer Minderdurchblutung des Hirns kommen kann – ein Kollaps kann die Folge sein. Die engagierte Schwester weiß das, sie weiß fernerhin, daß dies eine ganz normale Reaktion bei der Einstellung mit β-Blockern ist. Sollte ihr aber trotzdem gefühlsmäßig („intuitiv") die Sache nicht recht geheuer vorkommen, so sollte sie diese Beobachtung mit der Stationsärztin besprechen. Möglicherweise liegt ja eine Überdosierung vor, oder aber die Anfangsdosis wurde zu hoch gewählt.

Tabelle 3 gibt eine Richtschnur für die Dosierung an:

Tabelle 3. Liste erhältlicher β-Rezeptorenblocker

Arzneistoff	Präparatename (Beispiel)	Dosierung [mg/Tag]
Acebutolol	*Netpal*[a]	200 – 800
Alprenolol	*Aptin-Duriles*	200 – 800
Atenolol	*Tenormin*	25 – 100
Betaxolol	*Kerlone*	10 – 20
Bisoprolol	*Concor*	2,5 – 10
Bopindolol	*Wandonorm*	0,5 – 4
Bupranolol	*Betadrenol*	50 – 200
Carazolol	*Conducton*	5 – 10
Carvedilol	*Querto*	12,5 – 50
Carteolol	*Endak*	2,5 – 20
Celiprolol	*Selectol*	200 – 800
Mepindolol	*Corindolan*	2,5 – 10
Metroprolol	*Beloc*	50 – 100
Nadolol	*Solgol*	30 – 120
Oxprenolol	*Trasicor*	40 – 240
Pindolol	*Visken*	5 – 20
Propanolol	*Dociton*	160 – 320
Talinolol	*Cordanum*	100 – 300

[a] Acebutolol gibt es seit 1994 nicht mehr unter dem ursprünglichen Handelsnamen *Neptal*, sondern nur noch als Nachahmer *Acebutolol-Heumann*.

Diuretika

Aus der Beschreibung der Hochdruckkrankheit haben wir gesehen, daß eine Hypertonie regelmäßig einhergeht mit einem Überschuß an dem Körper zur Verfügung stehendem Wasser. Das muß natürlich 'raus! Wir können einen Überschuß durch zwei Maßnahmen ausgleichen: einmal durch eine Begrenzung der Zufuhr und zum anderen durch eine Vermehrung der Ausscheidung. Hierdurch kommt es wieder zu einer normalen Wasserbilanz, und der Blutdruck sollte eigentlich sinken. Da viele Faktoren einen Wasserüberschuß bei der Hochdruckkrankheit bedingen, werden wir wohl in den seltensten Fällen mit einer alleinigen Zufuhr-Begrenzung auskommen.

Hauptanwendungsgebiete für die Diuretika[9] heute sind die Ödemausscheidung sowie die Blutdrucksenkung.

Unter einem Ödem verstehen wir eine Schwellung des Gewebes aufgrund vermehrter Flüssigkeit in den Gefäßen (Abb. 4).

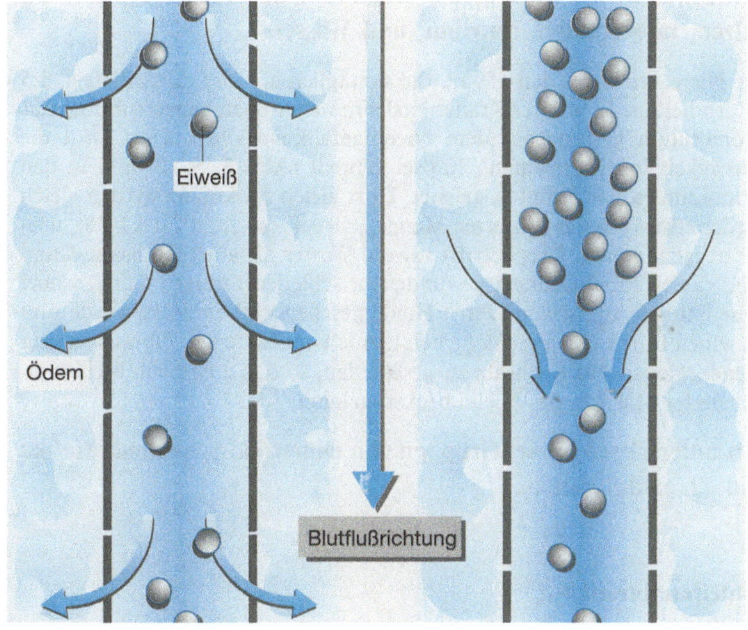

Abb. 4. Ödemdarstellung

---

[9] Schon der Name DiUREtika läßt vermuten, daß diese Stoffe etwas mit Urin zu tun haben könnten.

Durch diesen erhöhten Flüssigkeitsdruck in den Gefäßen wird das Blut „verdünnt", so daß das im Körper verteilte Eiweiß verhältnismäßig zu niedrig ist. Eiweiß hat jedoch einen wasseranziehenden Effekt, der so natürlich vermindert ist. Unter Gabe von ausschwemmenden Medikamenten wird das Blut „eingedickt", das dann höher konzentriert liegende Eiweiß kann vermehrt Wasser binden, wodurch das ins Gewebe aus den Gefäßen gepreßte Wasser wieder in die Gefäße „zurückgezogen" wird und ausgeschieden werden kann: das Ödem verschwindet.

Diuretika rufen eine erhöhte Urinausscheidung hervor. Ihren Namen haben diese Medikamente deshalb, weil „Diurese" Urinausscheidung (aus den Nieren) heißt. Bei den Diuretika handelt es sich um Medikamente, die direkt an der Niere angreifen. Fast ausschließlich wirken sie über eine **Hemmung der Rückresorption von Salzen, insbesondere Natrium, und Wasser.**

Die Niere filtert aus den 1500 l, die sie täglich als Blut durchfließen, 1,5 l Harn heraus. In unserer Krankheitslehre weiter oben haben wir über das Glomerulum gesprochen, dem Nierengefäßknäuelchen. Dort wird die Flüssigkeit in die Bowmann Kapsel gepreßt (Abb. 3, S. 18) und in den Urinsammler, den Tubulus, geleitet. Dort gleich zu Anfang werden gleich wieder etwa 70% der filtrierten Menge „zurückresorbiert", das heißt, wieder aufgenommen. Dies betrifft sowohl Wasser als auch Kochsalz. Dann folgt dieser Tubulus einem gewundenen, schleifenförmigen Gang, wobei diese Schleife zuerst von Herrn **Henle** gesehen und entdeckt wurde und zu seinen Ehren *Henle-Schleife* heißt. Auch am Ende des Tubulus werden wieder Wasser und Kochsalz ausgeschieden, so daß zum Schluß ein konzentrierter Harn in das Nierenbecken gelangt.

Wir unterscheiden zwei Gruppen von Diuretika: Schleifendiuretika und Thiaziddiuretika.

Schleifendiuretika

Die Schleifendiuretika haben ihren Namen nach ihrem Wirkort: Sie wirken an der Henle-Schleife − und dies tun sie sehr rasch, heftig und kurz. Natrium, Kalium und Chlorid werden zusammen

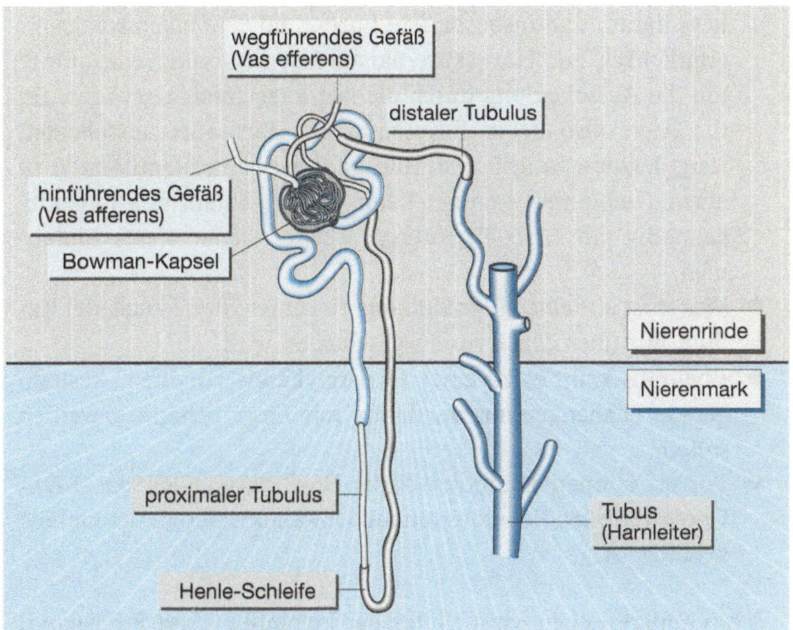

Abb. 5. Glomerulus mit Henle-Schleife

mit Wasser vermindert aufgenommen („rückresorbiert"), so daß sie verstärkt über das Nierenbecken ausgeschieden werden. Medikamente dieser Gruppe sind insbesondere beim Lungenödem und bei der Niereninsuffizienz mit bereits erreichter Unwirksamkeit von Thiazid-Diuretika (s. unten) angezeigt.

Zu dieser Gruppe gehören Furosemid (*Lasix*), Torasemid (*Unat*) und Piritramid (*Arelix*).

Unerwünschte Wirkungen

Im wesentlichen sind festzustellen:

● Hörminderung bis -verlust (wobei das Hörvermögen nach Absetzen der Medikamenten aber wieder erscheint) und

- ● ein **Ansteigen der Harnsäure im Blut bis zum Gichtanfall**. Das liegt daran, daß insbesondere Furosemid eine chemisch große Ähnlichkeit zur Harnsäure hat und den „Konkurrenzkampf" um die Ausscheidung durch die Niere regelmäßig gewinnt. Da die Niere also lieber Furosemid als Harnsäure ausscheidet, steigt letztere natürlich im Blut an, bis es unter Umständen zu einem Gichtanfall kommen kann. Wer auf Intensivstationen regelmäßig mit *Lasix*-Perfuroren arbeitet, kennt dieses Phänomen.

- ● Weiter ist auf eine **Hypokaliämie** zu achten, da ja auch viel Kalium mit über den Urin ausgeschieden wird.

- ● Ebenfalls kann es zu einer **Hyperglykämie** kommen, weshalb gerade Diabetiker nur vorsichtig mit *Lasix* behandelt werden sollten.

- ● Zudem können Diuretika dieser Stoffklasse auch das LDL-Cholesterin erhöhen, das mit an der Atherosklerose der Gefäße beteiligt ist.

Etwas anderes sehen wir auch bei der Behandlung mit Furosemid: den „Rebound"-Effekt. Dieser wörtlich „Rückdreh"-Effekt entsteht dadurch, daß Furosemid eine sehr rasche Ausscheidung bewirkt, wodurch der Körper bestrebt ist, dieses dann ja fehlende Wasser aus dem Gewebe in die Gefäße zurückzudrücken. Wir haben zwar anfangs nach Gabe von Furosemid eine starke Ausscheidung, die sich im Verlaufe des Tages aber fast wieder normalisiert. Eine weitere Schwierigkeit ist die nicht gleichmäßige Aufnahme des Wirkstoffes aus dem Magen-Darm-Trakt. Diese Resorption genannte Aufnahme schwankt zwischen 40 und 70% des in der Tablette vorliegenden Wirkstoffes, so daß eine genaue Vorhersagbarkeit des Erfolges kaum jemals erfolgen kann. Deshalb wird in dringenden Fällen die Einleitung der Behandlung intravenös erfolgen, wobei bei der Umstellung auf die Tablettenform ein Faktor von etwa 1 : 2 gerechnet werden muß (40 mg *Lasix* i.v. entsprechen 80 mg als Tablette!)

Aus beiden Gründen halten wir persönlich viel von Piritramid (*Arelix*), das keinen Rebound-Effekt wegen seiner längeren Wirkung kennt. Außerdem, das ist allerdings nicht so wichtig, ist hier immer mg gleich mg, Spritzen und Tabletten brauchen dieselbe Stärke (etwa 3 – 6 – 12 mg).

Thiaziddiuretika

Diese Medikamente werden in der Langzeitbehandlung der Hypertonie, der Herzmuskelschwäche sowie auch bei hartnäckigen Ödemen benutzt. Wo sie ganz genau wirken, ist nicht bekannt. Experimentell ließ sich aber nachweisen, daß sie ebenfalls die Rückresorption von Natriumchlorid und Wasser hemmen. Sie wirken allerdings lange nicht so kräftig wie die Schleifendiuretika und kennen deshalb auch keinen Rebound-Effekt.

Medikamente aus der Thiazidgruppe werden vornehmlich in Kombinationspräparaten eingesetzt. Da sie auch die Kalium-Ausscheidung vermehren, kann es hier ebenfalls zu einer Hypokaliämie kommen. Der Kombinationspartner ist nun ein Medikament, das allein wohl keine diuretische Wirkung hat, aber der Kaliumausscheidung entgegenwirkt. Bekannteste Präparate hierunter sind *Dytide H* (bestehend aus 50 mg Triamteren und 25 mg Hydrochlorothiazid) sowie *Moduretik* (bestehend aus 5 mg Amilorid und 50 mg Hydrochlorothiazid). Reine Thiazide sind *Saltucin* und *Esidrix*. Als einen Verwandten der Thiazide kann man Xipamid (*Aquaphor*) bezeichnen, das eine längere Wirkung hat und insbesondere für die Langzeittherapie gute Ergebnisse zeigt.

Aldosteronantagonisten

Weiter zu den Diuretika können wir sogenannte **Aldosteronantagonisten** rechnen, dies sind Medikamente, die das Hormon Aldosteron hemmen, wobei Aldosteron zuständig ist für eine Steigerung des Blutdrucks. Dies bewirkt das Hormon dadurch, daß es vermehrt Wasser aus dem Tubulus resorbiert und Kalium im Austausch gegen Natrium ausscheidet (also auch vermehrt Natrium einbehält). Aldosteronantagonisten heben diese Wirkung auf oder bremsen sie zumindest stark ab, führen also zu einer (geringen) Wasserausscheidung und einer deutlichen Kaliumrückresorption. Bekanntestes Präparat hierunter ist das Spironolacton (*Aldactone, Osyrol*), das auch sehr gerne in Kombination mit einem Schleifendiuretikum (*Osyrol-Lasix*) oder einem Thiazid (*Aldactone-Saltucin*) gegeben wird.

Man wird dieses Medikament besonders dann geben, wenn vermehrt Aldosteron freigesetzt wird, klassisches Beispiel hierfür ist die Leberzirrhose mit Bauchwassersucht (Aszites).

Unerwünschte Wirkungen
Eine deutliche unerwünschte Wirkung ist beim Manne zu erkennen; dort sieht man bei längerer Behandlung regelmäßig die Entwicklung einer Gynäkomastie, also die einer fraulichen Brust (die sowohl Brustkörper als auch Mammille betrifft) beim Mann.

Zu den kaliumsparenden Medikamenten müssen wir auch noch Triamteren und Amilorid rechnen, die alleine **keine** diuretische Wirkung haben, aber in Kombination besonders mit Thiaziden für „kaliumneutrales Verhalten der Diuretika" wirken.

In der Hochdruckbehandlung soll ganz besonders bei einer Langzeittherapie eine möglichst niedrige Dosierung gewählt werden. Sind hier Schleifendiuretika unumgänglich (wegen einer möglichen Niereninsuffizienz zum Beispiel), so sollte hier die retardierte Form gewählt werden (*Lasix long* wäre hier zu nennen), das Medikament sollte also verzögert freigesetzt werden. Diuretika bieten sich zudem in der Kombination mit allen in der Blutdruckeinstellung als Mittel der ersten Wahl erwähnten Medikamente an.

Pflegerische Bedeutung

Da Diuretika den Blutdruck senken, sollte dringend immer darauf geachtet werden, daß Erscheinungen wie Schwindel, Schwarzsehen, eventuell sogar Kopfschmerzen, Müdigkeit unerwünschte Wirkungen der Behandlung sein können. Hier gilt also auch das vorsichtige Aufstehen des Patienten, Blutdruckkontrollen usw.

Über noch etwas sind mit Diuretika behandelte Patienten sehr dankbar: Über eine pünktliche Medikamentausgabe! Nichts ist wohl störender, als wenn man eine Wassertablette spät abends bekommt und dann die ganze Nacht mit dem Gang zur Toilette verbringen muß!

Kalziumantagonisten

„Ammi-Visnaga", zu deutsch das Zahnstocher- oder Bischofskraut, war im Mittelmeerraum ein zum Austreiben von Nierensteinen bekanntes Hausmittel. In der Mitte unseres Jahrhunderts fand man den hierfür verantwortlichen Wirkstoff, nämlich Khellin. Dieser Stoff löst Krämpfe und erweitert die Blutgefäße, auch die Herzkranzgefäße.

Die Bayer AG in Leverkusen begann 1948 mit der Suche nach noch wirksameren Stoffen, die eine dem Khellin ähnliche Wirkung haben sollten. Aber alles, was erforscht wurde, hatte einen großen Nachteil: es wirkte nur bei intravenöser Gabe. 18 Jahre später, 1966, hatten die Bayer-Forscher endlich den Stoff in der Hand, der bei den Versuchstieren die Durchblutung der Herzkranzgefäße deutlich steigerte. Nachdem es noch sieben Jahre beim Bundesgesundheitsamt auf Zulassung wartete, kam diese Substanz Mitte der 70er Jahre (knapp 30 Jahre nach Beginn der Suche!!) auf den Markt. Der Wirkstoff erhielt den Namen Nifedipin – man kann wohl berechtigt sagen, ein Jahrhundertmedikament.

Der Unterschied von Nifedipin zu z. B. Digitalis-Präparaten (s. unten) besteht vor allem darin, daß Nifedipin einer zielgerichteten und sehr aufwendigen Forschung entspringt. Das Wirkprinzip von Nifedipin wurde allerdings erst sehr viel später entdeckt.

Wesentlich an dieser Entdeckung war Albrecht **Fleckenstein** vom Physiologischen Institut der Universität Freiburg beteiligt.

Seitdem wurde Jahr für Jahr der Name Fleckensteins auf der Liste der Nobelpreisträger erwartet. Dies war nämlich wirklich eine Forschung, die dem Menschen direkt und nicht erst durch etliche Umwege zugute kam — so wie Alfred **Nobel** es wollte. Leider verstarb Fleckenstein kürzlich, ohne diese Ehrung erhalten zu haben.

Hauptgebiet der Forschung Fleckensteins war das Gebiet der „elektromechanischen" Koppelung am Herzmuskel. Fleckenstein ging also der Frage nach, auf welche Weise eine elektrische Erregung zum Zucken des Muskels führt.

Daß das so ist, weiß jeder zu berichten, der mit einer elektrischen Eisenbahn gespielt hat und einen kleinen Stromschlag bekam, der zu einem Zucken der Hand führte.

Fleckenstein folgte den Forschungen **Ringer** (dem gleichnamigen Entwickler der berühmten Ringer-Lösung), der 1883 entdeckt hatte, daß ein aus dem Körper entferntes Froschherz dann noch weiterschlug, wenn in der umgebenden Spülflüssigkeit auch Kalzium war. Fleckenstein fand nun, daß Kalziumentzug aus der Spülflüssigkeit zu einem muskulären Stillstand führt. Beim Zusatz von anderen Stoffen wie Nickel oder Kobalt in eine mit Kalzium gesättigte Lösung hört das Herz ebenfalls auf zu schlagen. Nun wurde weiter geforscht, ob andere Stoffe etwas ähnliches bewirken und wenn ja, ob diese Stoffe — einem lebenden Tier gegeben — zu einer Verminderung des Herzsauerstoffverbrauchs führten. Er testete auf Anfragen der Firma Knoll die Substanz Iproveratril und später Verapamil (*Isoptin*), bevor er von den Bayer-Forschern gebeten wurde, auch Nifedipin zu überprüfen.

Das Ergebnis war, daß Nifedipin ähnlich wirkt: Es hemmt den Kalzium-Einstrom in die Herzmuskelzelle, das Kalzium wird *antagonisiert*.

Wirkprinzip

Die Wirkung der jetzt so benannten *Kalziumantagonisten* ist
schnell zusammengefaßt. Die glatte Herzmuskelzelle besteht aus
kleineren Teilen, Myofibrillen genannt (Abb. 6), die aus zwei Ei-
weißkörpern, Actin und Myosin, zusammengesetzt sind. Die beiden Stoffe liegen wie eine Schiebeleiter übereinander und verkür-
zen sich auf einen elektrischen Impuls hin.

Dies geschieht aber nur in Gegenwart von Kalzium. Nifedipin
bewirkt jetzt eine Verminderung des Kalziumeinstromes in die Zelle, so daß die Myofibrillen weniger Kalzium zur Verfügung haben,
woraufhin die Kontraktionskraft abnimmt und vor allem der Sauerstoffbedarf reduziert wird. Es konnte weiter festgestellt werden,
daß Nifedipin hauptsächlich auf die Fibrillen der arteriellen Gefäße wirkt, während die anderen Kalziumantagonisten vom Verapamil-Typ (s. unten) eher am Reizleitungssystem des Herzens wirken,
eine Mittelstellung nehmen Medikamente vom Diltiatem-Typ ein,
sie wirken sowohl an den Muskelzellen als auch am Reizleitungssystem, beides aber im verminderten Umfang.

Geben wir Nifedipin-ähnliche Kalziumantagonisten, so erschlaffen die arteriellen Gefäße, was zu einer Blutdrucksenkung
und zu einer verbesserten Durchblutung der Herzkranzgefäße
führt.

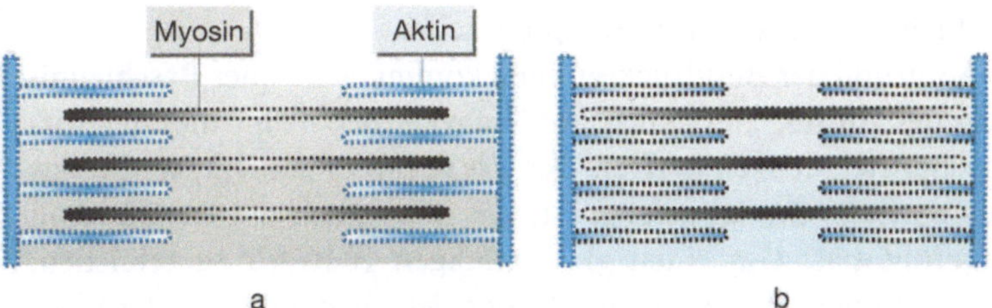

Abb. 6. Myofibrille **a** in Ruhe, **b** in Erregung

Nifedipin ist ein sehr schwer zu verarbeitender Stoff, so wurde auch **nach** Einführung des Nifedipins als *Adalat* zum 1. 1. 75 weiter an einer Verbesserung dieses Medikaments gearbeitet. Nachdem es anfänglich Nifedipin nur in Kapseln gab (die sogar aus Lichtschutzgründen gefärbt werden mußten), gelang es später unter Aufwendung großer Mittel dieses Medikament auch als Tablette zu vertreiben (viele können ja besser Tabletten als Kapseln schlucken). Die Lichtempfindlichkeit des Nifedipins kennen ja die Intensivler, die viel mit den „schwarzen Infusionen", den gefärbten *Adalat*-Perfusorspritzen zu tun haben.

Anwendungsgebiete

Nifedipin selbst ist eine Substanz, die relativ rasch wirkt und ähnlich rasch die Wirkung verloren hat. Jeder, der Erfahrungen in der Pflege von Hochdruckkranken hat, weiß, daß notfalls 1 Kapsel *Adalat 10* eine schnelle Besserung bewirkt, die aber möglicherweise nur einige Stunden anhält.

Es kommt also darauf an, das Nifedipin regelmäßig zu geben, am besten in Verzögerungsform (retard).

Geradezu genial ist die Idee, eine sogenannte „SL"-Version zu entwickeln, wobei das SL dieses Mal weder auf einen Sportwagen verweist, noch eine englische Abkürzung ist. SL soll einfach „schnell" und „langsam" bedeuten. Von den 20 mg, die in die Tablette eingepackt wurden, wirken 5 mg sofort und 15 mg verzögert (retardiert). Diese Darreichungsform soll insbesondere den morgendlichen Hochdruck bekämpfen helfen.

Aufgrund der Blutdrucksenkung kommt es zu einer **Beschleunigung des Pulses**, „reflektorische Tachykardie" nennt dies der wissenschaftlich denkende Arzt. Der Körper weiß ja nicht, wohin das Blut nun auf einmal gelangt ist, das eben noch die Gefäße prall aufgefüllt hat. Um einen gleichmäßigen Blutfluß zu erreichen, wird also die Frequenz erhöht. Neuere Medikamente aus der Nifedipin-Familie sollen dieser reflektorischen Tachykardie vorbeugen, indem sie langsamer „anfluten". Nitrendipin (*Bayotensin*) ist hier eines der ersten *Adalat*-Nachfolgepräparate. *Bayotensin* wird in der Regel einmalig am Tag gegeben, *in Ausnahmefällen* kann es auch zweimalig gegeben werden. Nitrendipin ist insgesamt *schwächer* wirksam als Nifedipin. Der Vorteil liegt darin, daß eine einmalige Gabe möglich ist.

Auch noch neuere Kalziumantagonisten wie Nicardipin, Felodipin oder Amlodipin ergeben gegenüber Nifedpin keine wirklichen Vorteile. Eine besondere Rolle soll das Nisoldipin (*Baymycard*) spielen, da es insgesamt stärker noch als Nifedipin an den Herzkranzgefäßen wirken soll. Bewiesen ist dies allerdings auch nicht.

Nimodipin (*Nimotop*) wiederum ist ein Medikament, das gerne von Neurologen eingesetzt wird, weil dieser Wirkstoff fast ausschließlich in den Hirngefäßen wirken soll und deswegen bei Gefäßkrämpfen im Zusammenhang mit Subarachnoidalblutungen eine positive Rolle spielen soll.

Nicht erwünschte Wirkungen

Zu den nicht erwünschten Wirkungen des Nifedipins gehören einmal die schon erwähnte „Reflextachykardie", die bei Medikamenten mit langsamerer Anflutung wie Nitrendipin oder Felodipin weniger ausgeprägt ist. Weiter können Knöchelödeme auftreten, die durch eine stärkere Gefäßfülle in den herabhängenden Extremitäten zu erklären sind, möglicherweise Schwindel bei zu raschem Abfall des Blutdrucks und Kopfschmerzen, die durch eine erhöhte Blutfülle in den Hirngefäßen zu erklären sind (so ähnlich wie beim „Nitratkopfschmerz"). Eine im modischen Deutsch so benannte „Flush-Symptomatik" ist ebenfalls durch die erhöhte Blutfülle der Hautgefäße bedingt. Früher sprach man dem Nifedipin eine „diabetogene Potenz" zu, es sollte also einen erhöhten Blutzucker bewirken. Inzwischen haben sich derlei Ideen aber wieder verflüchtigt: sie stimmen ganz offensichtlich nicht. Im Gegenteil können wir sagen, Nifedipin und seine Verwandten sind sehr stoffwechselneutral.

Tabelle 4. Erhältliche Kalziumantagonisten

Arzneistoff	Präparatename (Beispiel)	Dosierung [mg/Tag]
1. Kalziumantagonisten vom Nifedipin-Typ		
Amlopidin	*Norvasc*	5 – 10 **Einmalgabe**
Felodipin	*Munobal*	5 – 10 **Einmalgabe**
Isradipin	*Vascal*	5 – 20 **Einmalgabe**
Nicardipin	*Antagonil*	60 – 90
Nifedipin	*Adalat*	15 – 60
	(*Adalat* intravenös ca. 0,6 – 1,2 mg pro Stunde)	
Nilvadipin	*Escor*	8 – 16 **Einmalgabe**
Nimodipin	*Nimotop*	180
Nitrendipin	*Bayotensin*	10 – 20 **Einmalgabe**
Nisoldipin	*Baymycard*	10 – 20

Um die Einnahmehäufigkeit herabzusetzen und damit natürlich auch die Einnahmetreue zu erhöhen, gibt es von Nifedipin jetzt auch eine Version, die nur einmal täglich genommen werden muß. Man kann das am „UNO" hinter dem Namen erkennen. Vorreiter dieses Gedankens war übrigens eine Pharmafirma aus der ehemaligen DDR (Arzneimittelwerk Dresden), die schon länger ihr *Corinfar uno* anbot.

2. Kalziumantagonisten vom Verapamil-Typ		
Gallopamil	*Procorum*	100 – 300
Verapamil	*Isoptin*	240 – 480
3. Kalziumantagonisten vom Diltiazem-Typ		
Diltiazem	*Dilzem*	120 – 360

> Zusammengefaßt werden Medikamente der Nifedipin-Gruppe bei Angina pectoris und bei Bluthochdruck eingesetzt, jeweils zur Dauerbehandlung als auch zur Notfallbehandlung. Als Nebenwirkungen werden eine Tachykardie, Knöchelödeme, seltener Kopfschmerzen sowie eine Flush-Symptomatik aufgeführt.
> Die neueren Medikamente dieser Gruppe wie Nitrendipin oder Felodipin haben außer einer langsamer einsetzenden und länger anhaltenden Wirkung keine deutlichen Vorteile gegenüber Nifedipin.

Die Kalziumantagonisten vom Verapamil-Typ wirken vornehmlich im Bereich der Erregungsleitung des Herzens und werden daher hauptsächlich als Antiarrhythmika eingesetzt. Wir wollen sie deshalb unter diesem Kapitel besprechen. Dennoch kann man sie auch zur Hochdruck- und Angina-pectoris-Behandlung einsetzen[10].

Zu den Medikamenten der Verapamil-Gruppe rechnet man in erster Linie Verapamil (*Isoptin*) und Gallopamil (*Procorum*, was aber nichts anderes ist als die erste Abbaustufe des Verapamils[11]).

Ein Mittelding zwischen beiden Medikamentengruppen stellt das Diltiatem (*Dilzem*) dar, das sowohl eine Wirkung an der Erregungsleitung als auch eine an den Gefäßen hat. Beide sind aber nicht so ausgeprägt wie die jeweiligen Wirkungen von Nifedipin und Verapamil.

---

[10]   Albrecht Fleckenstein hat nach seinem Herzinfarkt 1 g (= 1000 mg!!) Verapamil täglich genommen und fuhr bis zu seinem Tode dauernd im Schwarzwald Ski.
[11]   Gallopamil heißt chemisch auch Methoxyverapamil.

Pflegerische Bedeutung

Gegenüber anderen Blutdrucksenkern gibt es für die Kalziumantagonisten keine besonderen Vorsichtsmaßnahmen. Patienten, die mit Kalziumantagonisten behandelt werden, können beim Aufstehen, Bücken, sich schnell bewegen, kurz bei allen Anforderungen, die schnell viel Blut im Hirn verlangen, schwindelig werden. Des weiteren ist auch Obacht darauf zu legen, daß ansonsten unauffällige Beine plötzlich anschwellen oder jemand über einen schnelleren Herzschlag immer nach Einnahme der Tabletten klagt. Bei den ersten Mobilisierungen von bettlägerigen Patienten müssen wir auf eine kurze Ruhepause auf der Bettkante achten.

ACE – Hemmer

Unter ACE-Hemmern versteht man nicht die gegen den gewerkschaftseigenen Auto-Club-Europa (ACE) gerichteten Werbekolonnen, sondern eine Stoffklasse von Medikamenten mit immer deutlicher wachsender Bedeutung. 1992 wurden für DM 1 172 300 000 ACE-Hemmer verschrieben, hinzu muß man noch die über sogenannte Privatrezepte verschriebenen ACE-Hemmer rechnen. Rein vom Umfang her stellen diese Medikamente schon einen bedeutenden Markt dar.

Wir können übrigens bei der Entwicklung der ACE-Hemmer das gleiche beobachten, was wir bereits bei den β-Blockern und, wenn auch in geringerem Umfang, bei den nifedipinartigen Medikamenten gesehen haben: Nach einer Einführung durch ein, zwei Präparate „boomt" die Entwicklung hier gewaltig. Es vergeht kaum ein Monat, in dem nicht über neue ACE-Hemmer Studienergebnisse vorgelegt werden. Die Situation bei den ACE-Hemmern ist derart unübersichtlich, daß auch der Interessierte nur wenig über den gerade aktuellen Zulassungsstand sagen kann.

Allerdings stellen die ACE-Hemmer auch eine fast geniale Neuentwicklung dar, der Zuspruch scheint dieser Medikamentengruppe gerecht zu werden.

Was bewirken ACE-Hemmer?

Um diese Frage zu klären, müssen wir ein wenig ausholen. Wir meinen aber, aufgrund der Bedeutung der ACE-Hemmer und ihres breiten Einsatzgebietes lohnt sich eine kurze Beschäftigung mit diesen Medikamenten. Wir werden wohl in der Zukunft noch verstärkt mit diesen Wirkstoffen zu tun haben, möglicherweise ja auch in ganz anderen Gebieten als bisher bekannt.

Der Körper ist bestrebt, den Blutdruck möglichst gleichmäßig zu halten, ihn bei Bedarf auch schnell steigern zu können. Dafür gibt es verschiedene Wege.

Das im menschlichen Körper überhaupt am stärksten wirkende blutdrucksteigernde Hormon ist **Aldosteron**. Es hat etwa die 40- bis 100fache Wirkung von Adrenalin und sogar die 3000fache Wirkung des Kortisols. Es wird in der Nebennierenrinde gebildet, zu seiner Ausschüttung kommt es dann, wenn vorher das **Renin-Angiotensin-System** gereizt oder aktiviert wurde. Renin selbst stammt, wie der Name schon sagt (ren = Niere), aus der Niere und ist ein empfindlicher Stoff auf Blutdruckschwankungen. Er wird bei Blutdruckabfall im Bereich der Niere gebildet und baut dann den Stoff **Angiotensinogen** in **Angiotensin I** um.

Die Bezeichnungen für Angiotensinogen und Angiotensin sind hübsch gewählt. Sie bezeichnen nichts weiter als die lateinischen Wörter für Gefäß und Spannung (übrigens bedeutet das Kunstwort Angiotensin eigentlich nichts anderes als das gleichermaßen neu geschöpfte Wort Vasopressin, auch das bedeutet ja Gefäß und Spannung, Druck, wie wir weiter oben [S. 14] schon gesehen haben).

Angiotensin I selbst ist noch gar nicht wirksam, erst nach Umbildung in **Angiotensin II** kommt es zu einer Blutdrucksteigerung. Diese Umwandlung wird von einem Enzym gesteuert und bewirkt, für das man bisher noch keinen rechten Namen gefunden hat (Die Fantasie läßt halt nach). Deshalb heißt es bis heute das Angiotensin-Umwandlungs-Enzym, lateinisch Angiotensin-convertierendes-Enzym, englisch (was ja für uns maßgeblich ist) A. converting enzyme. Da wir alle Anhänger von Abkürzungen geworden sind (was wäre das für ein Gespräch, in dem man wirklich etwas sagen müßte und nicht mit abkürzenden Buchstaben um sich werfen müßte!), reden wir kürzer nur von **ACE**.

Aus dem eben Gesagten ergibt sich folgender Ablauf:

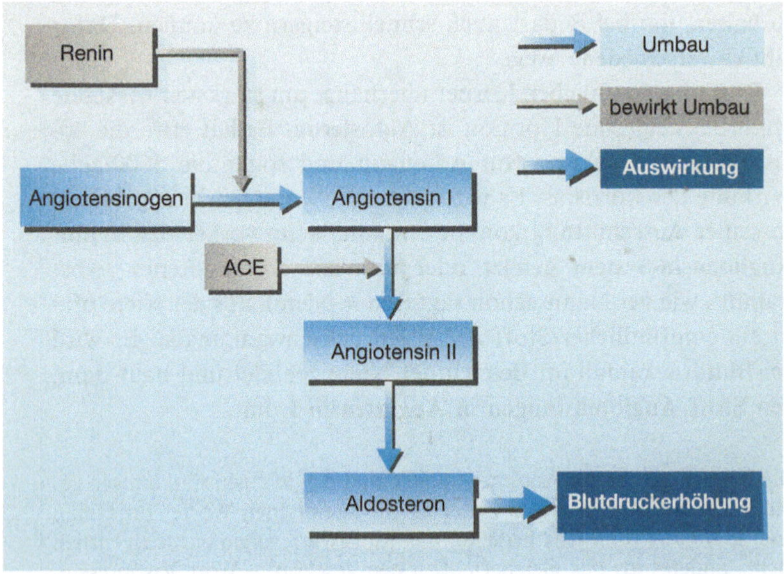

Abb. 7. Umwandlung von Angiotensinogen in Angiotensin I und II

Angiotensin II führt direkt zur Gefäßverengung, zur Aktivierung des Sympathikus (also noch ein blutdrucksteigernder Effekt), zum Zellwachstum sowie über eine Hemmung des antidiuretischen Hormons (ADH) zu einer Volumenzunahme innerhalb der Gefäße. Alle Mechanismen sollen ja dazu dienen, den Blutdruck weiter zu steigern (Abb. 7).

Für Mitarbeiter, die in einer Lungenklinik oder einer nephrolgisch ausgerichteten Abteilung arbeiten, eine kurze Randnotiz. Die Sarkoidose, der Morbus Boek, kann im Verlauf gut untersucht werden durch eine Bestimmung des ACE-Spiegels im Blut. Es gibt bisher noch keine ganz sicheren Erklärungen hierfür, weshalb das so ist. Anzunehmen ist aber, daß, da die Umwandlung von Angiotensin I in II eine der wichtigsten Leistungen der Lunge ist, es sich um eine immunologische Steuerung oder vielmehr Fehlsteuerung der Lunge handeln muß, in der sich der M. Boek ja am häufigsten abspielt. Vielleicht wissen wir bei der 2. Auflage dieses Buches dann schon mehr.

Es gibt ein weiteres System zur Blutdrucksteigerung: das **Kallikrein-Kinin-System** (für diese Namen können wir wirklich nichts). Hierbei geht es, so könnte man sagen, *um den anderen Schenkel der Blutdrucksteigerung.* Hier wird also das, was zu einer Blutdruck**senkung** führen könnte, in seiner Wirkung gebremst. Und das geht so: **Kininogen** wird über den Umwandlungsstoff **Kallikrein** in **Bradykinin** umgewandelt, dies führt unter anderem dazu, die Gefäße zu erweitern, also den Blutdruck zu senken sowie Natrium auszuscheiden, also zum Verlust von Flüssigkeit innerhalb der Gefäße. Die **Kininase II** baut Bradykinin in unwirksame Bestandteile ab.

Und jetzt kommt etwas, was die Natur sensationell gut eingerichtet hat: **Das Angiotensin-Konversions-Enzym (ACE) und die Kininase II sind ein und derselbe Stoff!** Die Natur geht sehr sparsam mit unseren Mitteln um, zur Blutdruckerhöhung steigert sie einmal über das ACE direkt wirkende Substanzen, zum anderen hilft sie dadurch mit, indem sie die gefäßerweiternden Stoffe schneller unwirksam macht. Wir merken hier, daß das ACE eine

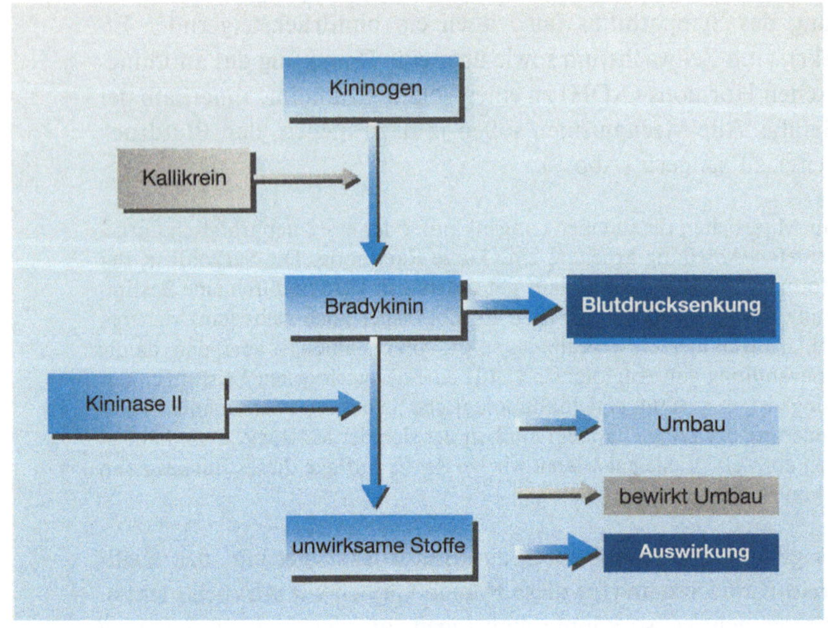

Abb. 8. Kallikrein-Kinin-System

sehr, wenn nicht **die** zentrale Stelle in der Blutdruckregulierung einnimmt. Eine „Einmischung" in diesen Bereich müßte doch eine tolle Erfindung sein!!

Wissen sollten wir bis hierher, daß das ACE in mindestens zwei Systeme eingreift. Eine Beeinflussung des ACE muß also auch weitreichende Folgen haben.

Nicht erwünschte Wirkungen

Die nicht erwünschten Wirkungen von ACE-Hemmern lassen sich aus der Wirkweise ableiten.

Da ist zuerst die möglicherweise **überschießende Blutdrucksenkung** zu nennen, die insbesondere dann stark ausgeprägt ist, wenn der Patient vorher mit Diuretika behandelt wurde, weil durch den Flüssigkeitsentzug der Körper auf einen höheren Spiegel an ACE „gewöhnt" ist (wir wissen ja, wann das ACE zur Wirkung gelangt). Eine Hemmung hier führt also zu einem eventuell zu raschen Abfall des Blutdrucks. Diesem bekannten Effekt kann man dadurch vorbeugen, daß man anfangs die halbe Dosis nimmt. Der früher übliche „Captopril-Test", wobei der Patient ganz wenig des ACE-Hemmers bekam und die Schwestern und Pfleger anfangs dauernd Blutdruck messen mußten, hat sich glücklicherweise als überflüssig erwiesen.

Weiter kommt es als anfangs in den meisten Fällen zu einer **Erhöhung des Kreatinins** sowie seltener auch des **Harnstoffs im Blut**. Auch dieser Vorgang ist eindeutig aus der Wirkungsweise abzuleiten und **nicht** krankhaft, da sich die Werte wieder beruhigen. Unter Gabe von ACE-Hemmern fällt vorübergehend die Nierendurchblutung ab, so daß die harnpflichtigen Substanzen sich im Blut erhöhen. Das Kreatinin kann auf diese Weise auf bis zu 130% des Ausgangswertes steigen, ohne daß dies besonders auffällig wäre. Schwieriger wird es allerdings bei einer Nierenarterienstenose, hierbei dürfen ACE-Hemmer wegen der erheblich zu geringen Nierendurchblutung hinter der Stenose auf keinen Fall gegeben werden.

Die vorübergehende Minderdurchblutung der Nieren hat sogar einen ganz kleinen, für manche aber bedeutenden Vorteil: Hierdurch wird nämlich auch die krankhafte Eiweißausscheidung durch die Niere, beispielsweise bei einer Zuckerkrankheit, vermindert. Die Stoffwechsellage verbessert sich auf diese Weise.

Weiter kann es zu einer **Hyperkaliämie** dann kommen, wenn parallel zu ACE-Hemmern auch kaliumsparende Diuretika gegeben werden. Diesem vorzubeugen, dürfte aber wohl leicht sein.

Eine etwas auffälligere nicht gewollte Wirkung ist der **trockene Reizhusten**, der nach manchen Untersuchungen bis zu 15% der mit ACE-Hemmern behandelten Patienten befallen soll. Wenn wir uns noch einmal die Abbauwege beider Stoffe anschauen, die über ACE geregelt werden, dann können wir auch ahnen, weshalb es manchmal zu einem Husten dieser Art kommen kann. Denn dies dürfte mit einer Erhöhung des Bradykinins im Lungengewebe zusammenhängen, das ja ebenfalls nach Gabe von ACE-Hemmern vermindert abgebaut wird. Auffällig ist dabei auch, daß besonders in den Monaten Oktober und November über vermehrte ACE-Hemmer-Hustenanfälle berichtet wird, nach Umsetzen auf ein anderes Medikament derselben Gruppe verschwinden diese Anfälle. Wir dürfen annehmen, daß im Herbst ohnehin vermehrt Husten, Schnupfen und Heiserkeit auftreten. Wenn dann nach wenigen Wochen ein neues Medikament versucht wird, ist die Grippe auch schon vorbei. **Nicht jeder ACE-Hemmer-Husten ist wirklich einer!**

Selten wird auch über ein „angioneurotisches Ödem" geklagt. Manche Patienten berichten von Geschmacksstörungen, Kopfschmerzen, Müdigkeit und Schwindel.

Nebenwirkungen im Bereich des zentralen Nervensystems sollen auch auftreten, allerdings eher im Zusammenhang damit, daß vorher bestehende Wahrnehmungsstörungen aufgehoben oder zumindest verbessert werden. Hierbei ist jedoch noch nicht das letzte Wort gesprochen, neuere Forschungen in diesem Bereich stehen noch aus.

> Zusammenfassend läßt sich sagen, daß ernstzunehmende unerwünschte Wirkungen alle aus den gewünschten Wirkungen heraus zu erklären sind. Bei entsprechender Vorsorge fallen diese „Nebenwirkungen" überhaupt nicht auf.

Weitere Wirkungen der ACE-Hemmer werden in anderen Kapitel besprochen, so wirken sie „positiv inotrop", das heißt sie können auch bei einer Herzmuskelschwäche eingesetzt werden. Angioten-

sin II ist zudem noch **das** Wachstumhormon für die Herzmuskelzellen, bei einem hohen Blutdruck wird der Herzmuskel durch Angiotensin II zu einem Wachstum gereizt. Es bedeutet natürlich
auch, daß die Herzkranzgefäße einem erhöhtemn Druck ausgesetzt sind. ACE-Hemmer hemmen nun das Wachstum.

Und das ist noch nicht alles, beim Bundesgesundheitsamt liegt
noch mindestens ein Dutzend Anträge auf Zulassung weiterer
ACE-Hemmer.

Um aus diesem Wirrwarr herauszufinden, sollte man sich auf
ein paar ganz wenige ACE-Hemmer beschränken, die aber gut in
erwünschten und unerwünschten Wirkungen kennenlernen. Wir
nehmen hier ein kurzwirksames Präparat (zumeist Captopril) und
ein länger wirkendes (da könnte man fast alle aufzählen, die nur
einmalig gegeben werden müssen). Wir beginnen im Krankenhaus
mit dem kürzer wirkenden ACE-Hemmer die Einstellung, weil sich
so der Blutdruck besser überwachen läßt. Zur Entlassung aber
sollte versucht werden, auf eine einmalige Gabe eines Medikaments

Tabelle 5. Verfügbare ACE-Hemmer

Arzneistoff	Präparatename (Beispiel)	Dosierung [mg/Tag]	
Benazepril	*Cibacen*	10 – 20	**Einmalgabe**
Captopril	*Lopirin*	12,5 – 50	
Cilazepril	*Dynorm*	1,25 – 5	**Einmalgabe**
Enalapril	*Xanef*	5 – 20	**Einmalgabe**
Fosinopril	*Dynacil*	10 – 20	**Einmalgabe**
Lisinopril	*Acerbon*	2,5 – 20	**Einmalgabe**
Perindopril	*Coversum*	2 – 8	**Einmalgabe**
Quinapril	*Accupro*	10 – 40	
Ramipril	*Delix*	1,25 – 5	**Einmalgabe**
Trandolapril	*Udrik*	2 – 4	**Einmalgabe**

Interessant sind hier die Kombinationen mit Diuretika, die dann *Acercomp, Ca-
pozide, Cibadrex, Pres plus, Renacor, tensobon comp.* oder auch *Arelix ACE*
heißen. Dieses hier sind sicherlich sinnvolle Kombinationen.

umzustellen, damit nicht so viele Tabletten geschluckt werden müssen. Welchen Stoff man da nimmt ist letztlich gleichgültig[12].

Pflegerische Bedeutung

> ACE-Hemmer können besonders dann eine leicht überschießende Wirkung dann hervorrufen, wenn der Patient vorher mit Diuretika behandelt wurde. Deshalb ist, auch unabhängig von einer direkten Anordnung, eine regelmäßige **Blutdruckkontrolle** anfangs notwendig. Wir meinen, die Dauer und Häufigkeit müßte ein wenig im Gespür derjenigen liegen, die dauernd mit den Patienten zu tun haben, der Pflegekräfte also. Wirken die Patienten unauffällig, so genügt wohl einmaliges Messen täglich, in der ersten Zeit wird es wohl 3mal am Tag sein müssen. Weiter sollte, wie bei allen anderen Hochdruckmitteln auch, darauf geachtet werden, daß die Patienten zu Anfang „schwindeln" können, besonders dann, wenn sie vorher länger bettlägerig waren. Urinausscheidung und -konzentration sollten gleichzeitig überprüft werden. Klagen Patienten während der Behandlung mit ACE-Hemmern über Husten, Geschmacksstörungen oder Müdigkeit, könnte dies natürlich mit diesen Medikamenten zusammenhängen.

Weiteres Vorgehen der Hypertoniebehandlung

Stufenschema

Erinnern wir uns an das Stufenschema nach den Empfehlungen der Deutschen Liga zur Bekämpfung des hohen Blutdrucks. In der

---

[12] Auch wenn das jetzt sehr gewagt klingt: das ist wirklich gleichgültiger, als ob man immer noch MTV sieht oder schon VIVA (mit Verbeugung in Richtung unsere österreichischen Leser: oder ob man „X-Large" schaut).

1. Stufe wird mit einer Einzelstoffbehandlung begonnen. Ist diese Wirkung ungenügend, so kann ein Therapieversuch mit einem Medikament einer anderen Gruppe begonnen werden. Ist auch diese Wirkung nicht befriedigend, so sollte mit einer **Kombinationstherapie** begonnen werden. Zuerst wird mit einer **Zweier-Kombination** eingestiegen, wobei hier als Basis ein Diuretikum genommen wird und dann zusätzlich dazu entweder ein β-Blocker oder ein Calcium-Antagonist oder ein ACE-Hemmer oder aber ein α_1-Blocker.

Bei der Besprechung der β-Blocker haben wir auch schon etwas über α-Rezeptoren gehört. α-Rezeptoren werden auch über den Sympathikus erregt, wobei es auch hier 2 Familienzweige der α-Rezeporen gibt (kaum zu glauben, sie heißen α_1- und α_2-Rezeptoren!!) Die mit der Nr. 1 sind für eine **Verengung** der arteriellen Blutgefäße zuständig. Bei den Medikamenten, die hier eingreifen, geschieht dies auf demselben Weg wie bei den β-Blockern. Durch eine Hemmung der Rezeptoren wird deren Wirkung abgeschwächt bis ganz aufgehoben, d.h. die Gefäße werden weitergestellt.

Bekannteste Medikamente dieser Gruppe sind Prazosin (*minipress*), Doxazosin (*Diblocin*) und Terazosin (*Heitrin*) – unschwer schon am Namen eine gewisse Ähnlichkeit zu erkennen. Die Halb-

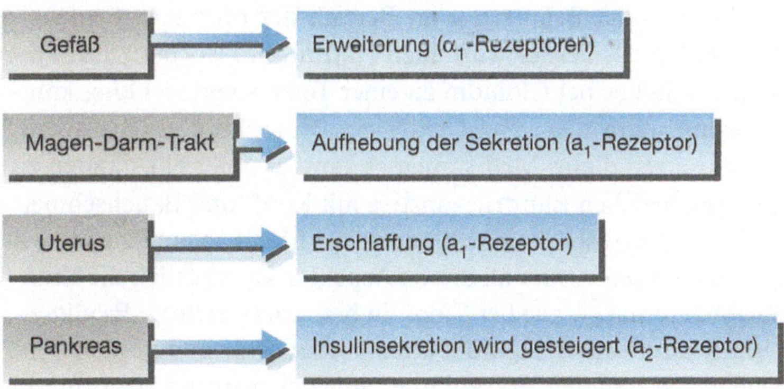

Abb. 9. Wirkungen der α-Blocker

wertszeit ist bei diesen Medikamenten sehr gering, so daß sie bis zu 4mal am Tag gegeben werden müssen.

Es gibt noch eine weitere Substanz, die über die α-Rezeptoren wirkt. Im Hirn selbst gibt es ein „Blutdruckregulationszentrum" im Bereich des Hypothalamus, das durch α_2-Rezeptoren gesteuert wird. Nun gibt es glücklicherweise (oder vielmehr natürlich) auch eine Substanz, die hier wirkt: das Clonidin (*Catapresan*). Dieses Medikament wirkt also im Hirn, Mediziner nennen das zentral. Es lügt also dem Hirn vor, draußen herrsche ein noch viel höherer Blutdruck als der, der tatsächlich zu messen ist (auch wenn der schon sehr hoch ist); das Hirn habe also jetzt mit einer Blutdrucksenkung zu reagieren. Da Clonidin bei intravenöser Verabreichung aber auch eine mäßige **Erregung auf die** α_1-Rezeptoren hat, steigt nach i.v.-Gabe kurzfristig der Blutdruck sogar etwas an. Bei extrem hohen Blutdrücken von über 280 mmHg kann es da schon „knallen", dieser kurzzeitige Blutdruckanstieg kann schon ein Gefäß zum Platzen bringen, es kann so zum Schlaganfall, dem Apoplex kommen. *Apoplektos* heißt wörtlich: vom Schlage getroffen – und so wirken manche Patienten dann auch. Also hier Vorsicht!

Da Clonidin allerdings nicht nur im Hirn wirkt, kann es auch zu einer Bradykardieneigung führen.

Weitere *nicht gewünschte Wirkungen* sind: Mundtrockenheit, Verstopfung oder Schmerzen im Bereich der ohrnahen Speicheldrüsen (Parotis). Ferner wird auch Natrium im Körper zurückgehalten, so daß es bei Clonidin zu einer **Toleranzentwicklung** kommen kann, wenn nicht gleichzeitig ein Diuretikum gegeben wird. Beim Absetzen dieses Medikamentes kann es unter Umständen zu einem gefährlichen Blutdruckanstieg mit Kopf- und Bauchschmerzen sowie Herzrasen kommen, wenn die Medikamente zu schnell abgesetzt werden. Unter all diesen Aspekten ist natürlich die **Krankenbeobachtung** gerade bei Clonidin besonders wichtig. Es gilt: eine Bradykardie unter Clonidin kommt häufig vor und ist nicht Anzeichen einer anderen Erkrankung. Sollte aber irgend etwas merkwürdig vorkommen, so sollte darüber mit der Stationsärztin gesprochen werden. Mit Clonidin behandelte Patienten haben meist viel Durst, einmal aufgrund der nicht gewünschten Wirkungen, zum anderen indirekt durch die fast regelmäßige Gabe eines Diuretikums. Da diese Patienten natürlich nicht das, was sie gerade ausgeschieden haben, wieder trinken sollen, ist eine entsprechende Mundpflege oder künstlicher Speichel (*Glandosane*) wichtig. Alte Dialysehasen wissen auch, daß notfalls saure Drops helfen können, wenn nichts dagegen spricht (z. B. Diabetes mellitus).

Reicht auch die zweite Stufe zur Blutdruckbehandlung nicht aus, so muß man auf eine **Dreifach-Kombination** umsteigen. Basis ist auch hier ein Diuretikum, das einerseits entweder mit einem *β*-Blocker und einem Kalziumantagonisten oder einem ACE-Hemmer und einem Kalziumantagonisten oder einem *α*-Blocker und einem Kalciumantagonisten kombiniert werden kann.

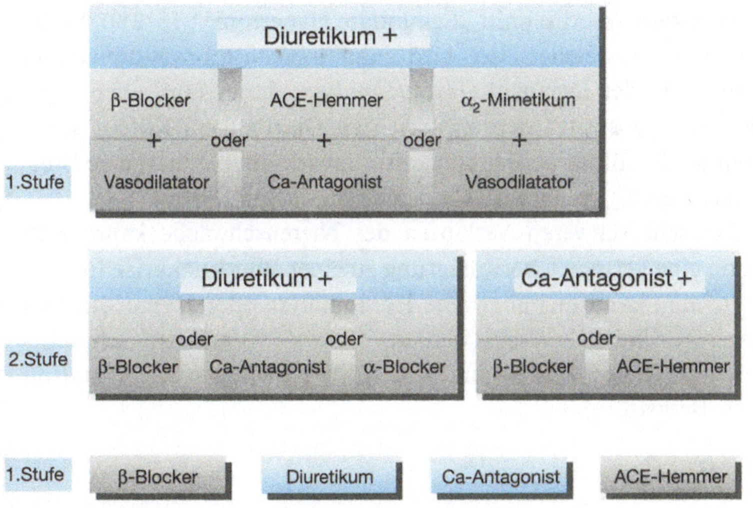

Abb. 10. Stufenplan der Deutschen Liga zur Bekämpfung des hohen Blutdruckes

Hypertensiver Notfall

Die deutsche Liga zur Bekämpfung des hohen Blutdruckes beschreibt einen hypertensiven Notfall (zu deutsch: eine Blutdruckkrise) wie folgt:

> Ein hypertensiver Notfall, der eine rasche Blutdrucksenkung erforderlich macht, liegt nur dann vor, wenn stark erhöhte Blutdruckwerte mit Folgeerscheinungen wie Hochdruckenzephalopathie, Lungenödem, Angina pectoris oder dissezierendes Aortenaneurysma vorliegen.

Das bedeutet also, daß unter diesen **Folgeerscheinungen** sofort mit der Blutdrucksenkung begonnen werden muß.

Hier kommen in erster Linie Nifedipin als Dauertropflösung (Perfusor) in Frage, als gefäßerweiternde Substanz auch Urapidil (*Ebrantil*), das wir hier allerdings nicht ausführlicher besprochen haben und das besonders auch in der Schwangerschaft gegeben werden kann (s. Abschnitt „Sekundäre Hypertonie", [S. 21]). Sollte das nicht ausreichen, so wird man mit Nitroprussid-Natrium (*Nipruss*) oder Diazoxid (*Hypertonalum*, dieses muß aber sogar sehr rasch gespritzt werden, weil sich Diazoxid im Körper sonst nicht an das Bluteiweiß bindet, also unwirksam bleibt!!) eine Blutdrucksenkung erzwingen können.

Bei sehr schweren Verläufen der Nierenschwäche kann auch schon eine geringe Überwässerung zu einer Blutdruckkrise führen, manchmal kann nur über eine **Hämodialyse** oder **Hämofiltration** dieser Notfall beherrscht werden. Hier wird dann auf schnellstmögliche Weise Wasser aus dem Körper gepreßt (Ultrafiltration nach Bergström).

Zusammenfassend läßt sich sagen, daß der Bluthochdruck eine Erkrankung ist, die zu einer Behandlung zwingt, entweder über allgemeine Maßnahmen wie Einstellung des Körpergewichts, vermehrte Bewegung, bewußte Ernährung, drastische Einschränkung des Alkoholkonsums und sofortiger Rauchstopp! Wenn diese Maßnahmen nicht ausreichen, wird man um eine medikamentöse Einstellung nicht herumkommen. Wichtig hierbei ist, daß – da Bluthochdruck nicht weh tut – die Patienten meist regelmäßig zur regelmäßigen Einnahme ihrer Medikamente erst aufgefordert werden müssen. Hier hat sich unter den Medikamenten eine Stufenbehandlung, beginnend mit einer Mono-Therapie über eine Zweier- bis hin zur Dreier-Kombination, bewährt. Für den hypertensiven Notfall stehen verschiedene Medikamente bis hin zur Dialyse zur Verfügung. Hochdruckpatienten sind meist überaktiv und besonders ehrgeizig, so daß auch an eine psychische Betreuung gedacht werden muß, sollte sich das Alltagsleben nicht anders gestalten können.

Medikamente gegen Herzmuskelschwäche

Nach dem langen Winter ist es besonders schwer. Die ersten Schritte draußen im Wald, die Laufschuhe noch ungelenk, der Winterspeck ist noch da (oder aber, was auch möglich ist, die Trainingshose ist eingelaufen), das Stechen in der Seite ist viel früher da als im Herbst. Dennoch, es muß weitergehen, wenigstens bis zur nächsten Baumgruppe, nein, sogar bis zur Weggabelung dahinter ... das Herz klopft, rast, hämmert im Körper. Dann die erste Pause, die Schritte werden langsamer, der Atem sticht nicht mehr so stark, einen Moment Pause ...

Etwa drei Milliarden mal schlägt das Herz im Leben eines Menschen. Eine Pause, wie unser wintermüder Sportler, kann sich das Herz nicht leisten. Egal ob wir schlafen oder unsere körperlichen Leistungsgrenzen erreichen, das Herz muß immer schlagen, und dies auch mit einer möglichst gleichmäßigen Kraft.

Schauen wir uns an, wie ein Herz schlägt. Da wird ein elektrischer Strom so geleitet, daß nach dem Zusammendrücken der Vorhöfe die großen Herzkammern gefüllt werden und nun von unten, von der Herzspitze aus, richtiggehend ausgemolken werden. Danach können sich die Herzhöhlen wieder mit Blut füllen, ein neuer Schlag kann beginnen (s. Abb. 11). Dieser so geschilderte Ablauf dauert weniger als eine Sekunde.

Nur bei einer Pulsfrequenz von 60 Schlägen/min dauert ein Ablauf rechnerisch genau eine Sekunde, bei einer höheren Frequenz natürlich weniger. Wenn wir also eine Frequenz von 120 (und höher, wie unser Waldlaäufer) haben, so bleibt für einen Herzschlag von Füllung zum Pumpen gerade einmal eine halbe Sekunde!

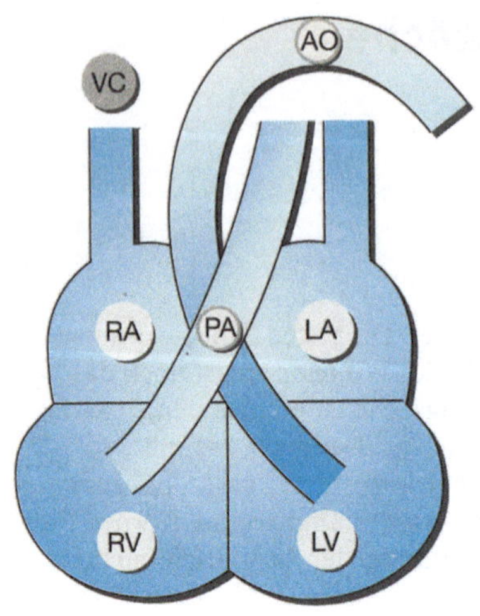

Abb. 11. Ablauf der Herztätigkeit. *AO* Aorta, *PA* Pulmonalarterie, *VC* Vena cava, *LA* linker Vorhof, *LV* linke Kammer, *RA* rechter Vorhof, *RV* rechte Kammer

Etwa 80 ml Blut (= 0,08 l, so viel wie anderthalb Schnapsgläser voll) werden bei jedem Schlag in die Lungen und in den Körper gepreßt, das sind etwa zwei Drittel dessen, was die großen Herzhöhlen an Menge fassen.

Dies alles muß mit einer gleichbleibenden Kraft erfolgen, damit nicht Blut in den Herzhöhlen zurückbleibt und zu einem Rückstau führt. Das bedeutet dann wiederum, daß das Herz gegen einen nicht zu hohen Blutdruck ankämpfen darf, damit es sich nicht zu früh erschöpft.

Wenn wir dauernd zu schwere Gewichte schleppen müssen, so kann es sein, daß unsere Muskelmasse zunimmt, dies ist ja auch das Prinzip des Bodybuildings. Wenn nicht unter einer Belastung, die so gerade eben zu bewältigen ist, die Muskelmasse zunehmen würde, wer würde dann tonnenweise Eisen stemmen? Es kann aber auch andererseits dazu führen, daß wir die Last einfach nicht mehr schaffen und darunter zusammenbrechen. Auf das Herz übertragen bezeichnet man den Muskelzuwachs als **Myokardhypertrophie**, das Schwäche als **Myokardinsuffizienz**.

Herzinsuffizienz

Ursachen

Die Herzschwäche (Myokardinsuffizienz) ist eine Abnahme der Herzmuskelkraft und damit der Herzleistung aufgrund einer geschwächten und verminderten Fähigkeit des Herzmuskels, sich zusammenziehen. Diese Fähigkeit nennt man **Kontraktilität.**

Die Pumpschwäche des Herzens kann verschiedene Ursachen haben:

- Koronare Herzkrankheit einschließlich Herzinfarkt;
- Chronische Druckbelastung (Bluthochdruckkrankheit oder Verengung der Aortenklappe);
- Erkrankung des Herzmuskels (Kardiomyopathie) aus vielfältigen Gründen (Entzündungen, Alkohol, Medikamente);
- Mechanische Ursachen (Herzklappenverengung, sogenanntes „Panzerherz");
- Herzrhythmusstörungen.

Die Herzfunktion wird unterteilt in eine **Systole** (= Phase des Zusammenziehens) entspricht dem Auswurf des Blutes, und einer **Diastole,** (= Erschlaffungsphase), die der Füllung der großen Herzkammern mit Blut entspricht.

Wir unterscheiden daher auch zwischen einer **systolischen** und einer **diastolischen Herzinsuffizienz,** also einer Schwäche des Pumpvermögens und einer Behinderung der Füllung. Beide Erscheinungen bewirken zwar letztlich dasselbe, haben aber unterschiedliche Verläufe.

Für die **systolische** Herzinsuffizienz gibt es drei hauptsächliche Ursachen:

- die Druckbelastung aufgrund der Hochdruckerkrankung oder der Verengung einer Herzklappe;
- die Volumenbelastung, das heißt, es wird mehr Flüssigkeit angeboten als ausgeworfen, z. B. infolge einer Schwäche im Be-

reich der Herzklappen zwischen Herzkammern und großen Gefäßen (Pulmonal- und Aortenklappe), so daß Blut einfach hin- und herpendelt, aber das Herz nicht verläßt;

- Verlust an Herzmuskelmasse aufgrund einer koronaren Herzkrankheit einschließlich Herzinfarkt oder bei einem Zustand nach einer Herzmuskelentzündung (Myokarditis).

Alle 3 Ursachen führen zu einer Verminderung der Auswurfleistung des Herzens, diese wiederum führt zu allgemeiner Schwäche, Müdigkeit, Kurzatmigkeit bis hin zur Luftnot, Schwindel, eventuell sogar einem Schock (den man in diesem Fall einen kardiogenen Schock, einen vom Herzen ausgehenden Schock nennt).

Die **diastolische** Herzinsuffizienz hat andere Ursachen:

- auch hier Verlust an funktionsfähiger Herzmuskelmasse aufgrund einer koronaren Herzerkrankung;
- eine Hochdruckerkrankung;
- eine überschießende Herzmuskelbildung („hypertrophe Kardiomyopathie");
- Verengung der zwischen linkem Vorhof und linker Kammer gelegenen Klappe (Mitralklappe); hier kommt es zu einer Verminderung der Herzhöhlenfüllung und dadurch zu einem Rückfluß in die Lunge (s. Abb. 12).

Der erhöhte Rückfluß in die Lunge ist nun **das** deutliche Zeichen einer diastolischen Herzinsuffizienz, denn hier kommt es zu einem **Reizhusten**, zu **Luftnot** bis hin zum Lungenödem (Anfüllen der Lungenbläschen durch ausgepreßtes Wasser).

Folgen

Die Herzmuskelschwäche hat aber ganz schlimme Folgen für den ganzen Organismus: Da das Herz nicht mehr genug Blut in den Körper pumpen kann, reagiert er so, als wenn er dauernd Blut verlieren würde. Das heißt, blutdrucksteigernde Hormone werden freigesetzt und flüssigkeitszurückhaltende Stoffe aktiviert, also Kochsalz im Körper behalten, um diesen „Verlust" auszugleichen. Dadurch aber erhöht sich der sogenannte „periphere Widerstand" des Gefäßsystems, wodurch das Herz also wieder gegen einen erhöhten Druck anpumpen muß. Durch Flüssigkeit und Druckbelastung erweitern sich wieder die Herzkammern (Ventrikeldilatation). Und diese Erweiterung ist ja nichts anderes als Ausdruck der Herzmuskelschwäche! Damit hat sich der Kreislauf zum ersten Mal geschlossen; er beginne auf ein Neues. Genau betrachtet ist dies aber gar kein Kreislauf, sondern eine sich immer enger und schneller drehende Spirale (Abb. 12).

Behandlung

Aus diesem Kreislauf kann jeder erkennen: wird hier nicht etwas getan, so geht es dauernd bergab, möglicherweise endet dieser Teufelskreis tödlich. Früher war das sehr oft der Fall, heute haben wir verschiedene Gruppen erprobter Medikamente, die diesen Kreislauf brechen können:

- Diuretika,
- ACE-Hemmer,
- Fingerhutpräparate (Digitalis),
- für den Notfall Hormone aus der Katecholamin-Familie, insbesondere Dobutamin.

Mit Hilfe dieser Medikamente gelingt es sehr häufig, auch noch sehr schwer geschädigte Herzen zu bessern. Dies ist zumindest vorübergehend so, denn die Sterblichkeit bei Herzmuskelschwäche ist immer noch sehr hoch.

Zur weiteren Behandlung gehören natürlich noch weitestgehende Schonung bis hin zur strengen Bettruhe in der erste Zeit (früher übrigens fast die einzige Behandlungsmöglichkeit), kochsalzarme

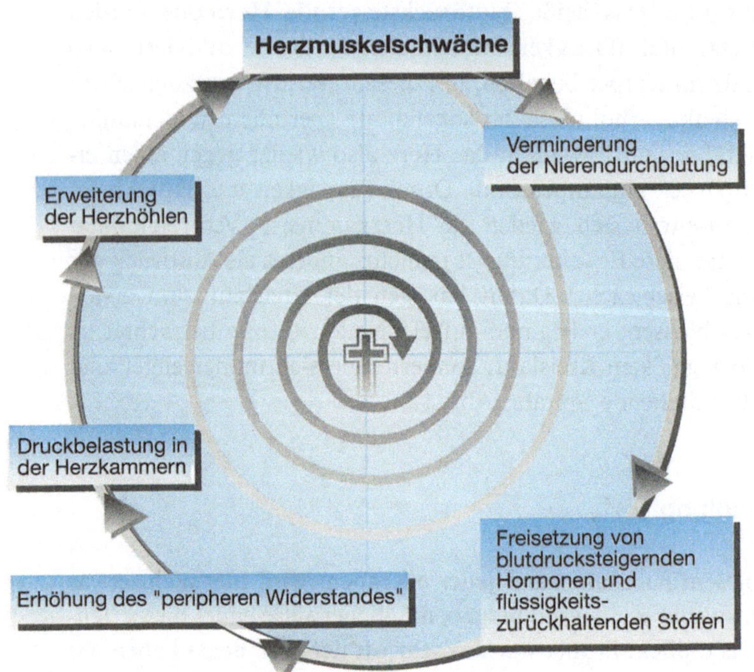

Abb. 12. Darstellung des Circulus vitiosus der Herzinsuffizienz

Schonkost sowie Medikamente wie Heparin oder *Aspirin* zur Vorbeugung einer Blutgerinnung innerhalb des Körpers (Thrombose).

Wir müssen uns vorstellen, daß es den Patienten mit dieser Krankheit hundsmiserabel geht: Sie können nur hochaufgerichtet im Bett liegen, brauchen eventuell Sauerstoff, haben jedenfalls Luftnot bis hin zum Lungenödem im allerschlimmsten Fall, die Beine sind geschwollen, die Halsvenen kommen ausgeprägt zur Geltung. Natürlich haben diese Patienten auch Angst, sie sind also meist sehr besorgt darüber, ob es ihnen wieder jemals besser gehen wird. Deswegen müssen sowohl Schwestern als auch Ärzte mit

„Granteln" und Ungeduld rechnen. Auch wenn es schnell wieder bergauf zu gehen scheint, so ist es oftmals nur die akute Notfallsituation, die behoben ist. Die sich dann anschließende Behandlung kann einige Wochen dauern.

Einteilungsmöglichkeiten

Die Herzmuskelschwäche wird in verschiedene Stadien unterteilt. Am bekanntesten ist wohl die Einteilung, die erstmals in den 30er Jahren von der „New York Heart Association" (kurz: NYHA) aufgelistet wurde. Sie gilt nach wie vor, auch wenn es inzwischen neuere und vielleicht bessere Einteilungen gibt, z. B. die der Kanadischen Herzgesellschaft, die aber den großen Nachteil hat, nichts mit den Vereinigten Staaten zu tun zu haben. Deshalb werden wir wohl noch so lange mit den NYHA-Stadien leben, bis eine US-Vereinigung den kanadischen Kollegen ihren Namen leiht!

NYHA-Einteilung:
Stadium I: Keine Beschwerden bei **normaler** Belastung.
Stadium II: Leichte Beschwerden bei normaler Belastung, Leistungsminderung.
Stadium III: Erhebliche Leistungsminderung bei gewöhnlicher Belastung
Stadium IV: Dyspnoe schon in Ruhe, geringste Belastung schon nicht mehr möglich.

Diese Stadien sind einerseits dazu geeignet, den Verlauf zu beschreiben, andererseits aber auch eine Verständigung über die notwenige Behandlung zu erreichen. Bei der Besprechung der einzelnen Medikamentengruppen werden wir noch darauf zurückkommen.

Kardiomyopathie

Ein Kapitel für sich sind die sogenannten **Kardiomyopathien**. Diese Erkrankungen betreffen den Herzmuskel direkt und nicht indirekt wie z. B. ein Herzinfarkt. Kardiomyopathien kann man unterteilen in zwei Formen:

- *dilatative Kardiomyopathie,*
- *hypertrophe Kardiomyopathie.*

Dilatative Kardiomyopathie

Sie ist dadurch gekennzeichnet, daß das Herz sich ausweitet und nicht mehr richtig zusammenziehen kann.

Im Grunde ist diese Erkrankung unheilbar und führt nach unserem heutigen Erkenntnisstand zum Tode, wenn nicht vorher die einzig mögliche Behandlung durchgeführt werden konnte: die Herzverpflanzung. Sonst zieht sich diese Krankheit sehr lange und zum Schluß quälend hin.

Wir kennen für diese Erkrankung vielfältige Gründe, möglich ist die Kardiomyopathie im Anschluß an eine Entzündung des Herzmuskels, selten sind auch Medikamente die Ursache; hier sind besonders trizyklische Antidepressiva zu nennen. Allerdings muß man sagen, daß diese Medikamente fast nur auf dem Boden einer bereits eingetretenen Schädigung krank machen können. Am allerhäufigsten dürfte die Kardiomyopathie in der Folge eines zumeist langjährigen Alkoholismus auftreten. In diesem Fall sprechen wir von einer „äthyltoxischen Kardiomyopathie". Wichtig dabei ist das *toxisch*: es bezeichnet eine direkte „Giftigkeit" für den Herzmuskel durch Alkohol. Wegen der anderen Schädigungen, die im Gefolge eines Alkoholismus auftreten, hat diese Form auch die allerschlechteste Aussicht auf Heilung. Zudem ist es auch wirklich so, daß die Transplantationszentren natürlich nur jemanden zur Verpflanzung vorsehen, der nach einem erfolgreichen Entzug durch Beruf, Umfeld und Persönlichkeit die Gewähr dafür bietet, nicht rückfällig zu werden. Dafür sind Spenderherzen einfach zu selten und zu kostbar.

Behandelt wird diese Erkrankung so lange wie es nur geht wie eine chronische Herzmuskelschwäche.

Hypertrophe Kardiomyopathie

Diese Krankheit geht einher mit einer überschießenden Neubildung des Herzmuskels. Der Muskel wird weit über das erforderliche Maß hinaus neu gebildet. Eventuell kommt es sogar dazu, daß die ganze Herzkammer von Muskelmasse ausgefüllt wird, oder aber die Neubildung verlegt die Ausflußbahn der linken Kammer. In diesem Fall kann man versuchen, die überschießende Neubildung „abzuhobeln", sehr oft mit sehr gutem Erfolg.

Eingesetzte Medikamentengruppen bei Herzinsuffizienz

Diuretika

Die Besprechung der Diuretika haben wir (glücklicherweise?) schon hinter uns, so daß wir uns jetzt auf die allgemeinen Richtlinien beschränken können. Die Diuretika zeigen ja keine Toleranzentwicklung und führen durch eine Wasser- und Kochsalzausscheidung zu einer Abnahme der Gesamtblutmenge, also zu einer Herabsetzung des Füllungsdruckes in den Gefäßen. Dadurch wird natürlich auch die Stauung bekämpft. Klar, daß es auch hierbei die weiter oben besprochenen **unerwünschten Wirkungen** gibt:

- Anstieg der Harnsäure und der Blutfette,
- Abnahme des Kaliums,
- möglicherweise auch Entwicklung eines Diabetes mellitus.

Weil dies alles schon länger bekannt ist, werden die heute üblichen Diuretika in aller Regel sehr niedrig dosiert und auch gerne in Kombination mit anderen Medikamenten gegeben. Gerade zu Beginn der Behandlung einer plötzlich, also akut ausgebrochenen Herzmuskelschwäche führen massive Flüssigkeitsverluste natürlich auch zu erheblichen Verschiebungen der körpereigenen Salze, der Elektrolyte. Dadurch ist aber auch die Empfindlichkeit anderer Medikamente verändert, so daß wirklich nur im akuten Notfall mit massiven Mitteln vorgegangen werden sollte. Patienten im NY-HA-Stadium IV gehören aus diesem Grunde immer in die Überwachungseinheit eines Krankenhauses und sind kein Fall für eine **alleinige** Diuretikabehandlung.

Eine Behandlung nur mit Diuretika werden im allgemeinen nur Patienten vertragen, die Beschwerden bei starken Belastungen (NYHA-Stadium II) und zusätzlich Herzrhythmusstörungen haben. Außerdem dürften bei diesen Patienten die Herzglykoside nur wenig oder gar nicht anschlagen.

Die Medikamente zu dieser Gruppe sind im vorherigen Kapitel (S. 34 ff.) aufgelistet.

ACE-Hemmer

Auch hiervon haben wir das meiste bereits im vorherigen Kapitel besprochen. Trotzdem wollen wir uns noch einmal kurz den Wirkungsmechanismus der ACE-Hemmer vor Augen führen.

ACE-Hemmer bewirken eine **verringerte Umwandlung** von Angiotensin I in Angiotensin II und gleichzeitig **stoppen sie den Abbau** von Bradykinin in seine unwirksamen Abbauprodukte. Dadurch werden die Gefäße erweitert, womit sie den Widerstand der Gefäße senken (= die sogenannte „Nachlast"). Sie senken auch gleichzeitig die sogenannte „Vorlast", das heißt den Druck, der im linken Ventrikel zum Ende der Füllungsphase noch besteht, den „enddiastolischen Füllungsdruck". Dadurch kann natürlich das Herz viel ökonomischer arbeiten, es muß sich nicht mit dem Problem von unnötig viel Sauerstoffverbrauch herumplagen.

Auch wenn das Beispiel sehr weit hergeholt erscheint, möchten wir das an einem Bild verdeutlichen. Wir müssen uns vorstellen, in einem ganz kleinen Raum sitzt ein Arbeiter und muß immer wieder nachsickernden Sand durch eine klitzekleine Öffnung wegschaufeln, damit die Leute draußen überhaupt weiter arbeiten können. Er kann nur eine kleine, kurzstielige Schaufel nehmen, weil er eine größere in dem kleinen Raum überhaupt nicht benutzen könnte, er würde immer an den Wänden anstoßen. Demzufolge sind seine Armbewegungen auch nur gering und unökonomisch.

Wenden wir jetzt etwas an, was diesen *Arbeits-Centrums-Engpaß* behebt, also einen ACE-Hemmer, so würde der Raum etwas größer werden, der Arbeiter kann also nun mit einer größeren Schippe arbeiten. Ebenfalls würde unser ACE-Hemmer die Luke erheblich erweitern, so daß die Arbeit draußen flott von der Hand ginge, weil plötzlich genug Sand zur Verfügung steht.

Wir hätten also zwei Wirkungen: einmal die Aufhebung des Staus in der kleinen Arbeitsbutze, zum anderen genug Arbeitsstoff außerhalb seines Raumes.

Noch etwas konnte mittlerweile gezeigt werden: Angiotensin II ist auch ein sehr starkes Wachstumhormon für den Herzmuskel. Insbesondere bei der hypertrophen Kardiomyopathie können ACE-

Hemmer zu einer deutlichen Reduzierung der Herzmuskelmasse und damit auch zu einer verminderten Wandspannung sorgen, dies bedeutet direkt eine erheblich verbesserte Sauerstoffversorgung.

Das kennt doch auch jeder: Wie gut können wir durchatmen, wenn die viel zu enge Hose auf dem Boden landet, oder wie schön ist das Gefühl des frisch durchfließenden Blutes in den Füßen, wenn wir die zwar modisch-schicken, aber gnadenlos engen Schuhe in die Ecke geschleudert haben.

Auch hier wollen wir auf die vorangegangenen Darstellungen der ACE-Hemmer-Wirkungen verweisen. Wichtig ist allerdings auch der Hinweis, daß die Dosierung bei der Herzinsuffizienz in aller Regel **nur halb so hoch** ist wie bei der Hochdruckbehandlung. Medikamente hierfür haben meist ein Herz (= Cor) im Namen: *Lopirin cor, cor tensobon, Xanef cor* usw. Bei anderen Medikamenten gibt es auch ein „mite" im Namen: *Vesdil mite.*

Digitalis (Fingerhutpräparate)

Endlich eine Medikamentengruppe, die wir noch nicht besprochen haben.

Seit sehr langem ist bekannt, daß die sogenannte „Wassersucht", die mit einem Anschwellen der Beine, dicke Venen am Hals und auf dem Handrücken sowie einer Kurzatmigkeit einhergeht, durch bestimmte Pflanzen zu behandeln waren. Hierzu zählen die Meerzwiebel, die Christrose, das Maiglöckchen, der Weißdorn und ganz besonders der Fingerhut. Gerade in England schon lange in der Volksmedizin eingesetzt, war der Fingerhut allerdings nicht immer ein Segen. Wie sollte man auch aus Blättern immer genau die Menge herausbekommen, die gerade für den Patienten nötig war? Unter der herzkräftigenden Wirkung der noch aus Blättern zubereiteten Medikamente genasen sicherlich sehr viele Menschen, unbekannt ist allerdings, wie viele an ihrer „Heilung" starben.

Bereits um 1785 wurden durch den englischen Arzt **Withering** die tatsächlich wirkenden Bestandteile der verschiedenen Pflanzen wenn nicht direkt entdeckt, so doch haargenau vermutet. Rein chemisch gesehen sehen sie ähnlich aus wie Zucker, sie heißen deshalb **Glykoside.** Da sie eine besondere Wirkung auf das Herz haben, heißen sie auch **herzwirksame Glykoside** oder für den Alltagsgebrauch kürzer **Herzglykoside.**

Ein anderer Name ist auch **Digitalis** oder eben **Digitalisglykoside.** Das hängt damit zusammen, daß der Fingerhut auf lateinisch *Digitalis* heißt. Später fand sich, daß aus 2 verschiedenen Arten des Fingerhuts auch 2 verschiedene Herzglykoside gewonnen werden konnten:

- aus dem *roten Fingerhut* (Digitalis purpurea) gewinnen wir **Digitoxin,**
- aus dem *wolligen Fingerhut* (Digitalis lanata) stammt das **Digoxin.**

Das kann man sich ganz gut merken, denn Namen wie *Lanicor* oder *Lanitop* sollen ja wohl unmißverständlich auf die Herkunftspflanze verweisen.

Wie wirken Digitalisglykoside?

Bei normalen Laborbefunden sehen wir Kaliumwerte, die bei etwa 4,5 mmol/l liegen, und Natriumwerte, die etwa 145 mmol/l ausmachen. Das sind die Werte, die wir im Blut, also **außerhalb der Zelle,** finden. **Innerhalb der Herzzelle** ist das Verhältnis etwa umgekehrt. Damit es auch so bleibt, damit also diese Spannung zwischen innen und außen erhalten bleibt, gibt es eine sogenannte **Natrium-Kalium-Pumpe,** die in die Zelle eingedrungenes Natrium hinauspumpen und aus der Zelle ausgetretenes Kalium wieder hineinpumpen kann. Auf diese Weise bleiben so die Konzentrationsunterschiede zwischen den beiden Elektrolyten inner- und außerhalb der Zelle etwa konstant. Auf diese Unterschiede ist die Zelle dringend angewiesen, den nur durch diesen Unterschied kann eine elektrische Erregung und Entladung stattfinden. Werden diese Unterschiede aufgehoben, so kann keine Erregung mehr stattfinden – das Herz bleibt stehen.

Wieder wie im richtigen Leben: „spannend" ist ein Film oder noch besser ein Buch dann, wenn wir dauernd auf den nächsten Moment, der etwas ganz anderes bringen kann als der jetzige, erregt warten. Wie zu Ende des Films „Jurassic Park" (übrigens im Vergleich zum Buch mehr als langweilig), als jeder weiß, **daß** sich irgendwo die Velociraptoren verbergen, aber noch nicht zu ahnen ist, **wo** sie sind und **was genau** sie tun werden. Langweilig oder geradezu „entspannend" sind Bücher und Filme dann, wenn schon gleich klar ist, was passieren wird.

Herzglykoside nun besetzen einen **Teil dieser Pumpen** und machen sie vorübergehend arbeitsunfähig. Die noch übrigbleibenden Pumpen steigern ihre Arbeit so, daß trotzdem die unterschiedlichen Konzentrationen inner- und außerhalb der Zellen erhalten bleiben. Dabei kommt es aber auch **gleichzeitig** zu einer Erhöhung von Kalzium in der Zelle, wodurch die Kontraktionskraft an Herzmuskelzellen deutlich zunimmt. Die mit Herzglykosiden besetzte Herzmuskelzelle kann also kräftiger und damit ökonomischer arbeiten, als Folge sinkt unter anderem auch die Herzfrequenz.

Wir können uns auch so die Vergiftungserscheinungen bei einer Überdosierung mit Herzglykosiden vorstellen: Es werden zu viele der Natrium-Kalium-Pumpen besetzt, so kann das Natrium-Kalium-Gefälle innerhalb und außerhalb der Zelle nicht mehr aufrechterhalten werden. Dadurch ist die Zelle **erheblich leichter erregbar:** es treten Herzrhythmusstörungen auf. Weiterhin steigt das innerhalb der Zelle gelegene Kalzium ja noch mehr. Dies führt dazu, daß der Herzmuskel nicht mehr erschlaffen kann, es führt also zu einer digitalisbedingten **Kontraktur.**

> **Digitalisglykoside sind also aus Pflanzen abgeleitete Stoffe, die die Herzmuskelkraft erhöhen.**

Ein sehr gutes Prinzip, durch Steigerung der Kraft wird auch die Frequenz gesenkt[13], so daß der Herzmuskel eigentlich besser arbeiten kann. Allerdings wird durch die Kalziumzunahme innerhalb der Zelle auch die Spannung der Muskelzelle erhöht, so daß es zu einem etwas höheren Sauerstoffverbrauch in der Zelle kommt als ohne Glykoside[14]. In der Endabrechnung ist die Sauerstoffausbeute jedoch positiv.

Aber, wenn das alles so einfach ist, warum bekommt dann nicht jeder „sein" Digitalis? Nun, es ist noch gar nicht so lange her, daß es hieß: „Ein Herz über 65 Jahre ohne Digitalis ist ein ärztlicher Kunstfehler." Davon sind wir aber schon lange abgerückt. Jeder weiß, daß es immer weniger Patienten gibt, die bei der Aufnahme ins Krankenhaus berichten, sie nähmen schon lange ihr *Lanitop*, mindestens seit 12 Jahren, „Ja genau, seit der Gallenoperation!" Früher war es wirklich üblich, vor einer Operation bei älteren Patienten grundsätzlich Digitalis zu geben.

> Das große Problem bei der Digitalisbehandlung ist allerdings die sehr **geringe therapeutische Breite**. Darunter verstehen wir die Menge eines Medikamentes zwischen gerade eben bemerkbarer Wirkung und Beginn einer Überdosierung.

Die „therapeutische Breite" beim Kaffee kennt jeder: zuwenig davon und man wird nicht wach; zuviel davon und man muß dauernd in den gekachelten Raum rennen. Die therapeutische Breite des Kaffees ist auch bei jedem anders.

Diese therapeutische Breite ist beim Digitalis sehr gering. Es kann also leicht zur Unter- oder aber auch zur Überdosierung kommen, insbesondere dann, wenn man nicht genau Bescheid weiß über die Nierenfunktion oder oder über die eingenommene Menge (z. B. ob

---

[13] Das Prinzip kennen wir vom Fahrradfahren: Ein größerer Gang bedeutet mehr Kraftverbrauch, bei gleicher Geschwindigkeit brauchen wir aber weniger zu treten.

[14] Wieder wie beim Radfahren: Ein höherer Gang bringt uns zwar besser vorwärts, kostet aber auch ein wenig mehr Kraft.

der Patient nicht gleich drei, vier Tabletten auf einmal geschluckt hat, weil er ja am Wochenende vergessen hat, welche zu nehmen).

Bei den Herzglykosiden müssen wir aufpassen, wie sie verstoffwechselt werden. **Digitoxin** wird im Magen-Darm-Trakt fast vollständig, **Digoxin** in allen Varianten zu etwa 70–90% aufgenommen. Digitoxin wiederum wird sowohl über die Niere als auch über die Leber ausgeschieden, Digoxin fast ausschließlich über die Niere. Dies ist gerade dann wichtig, wenn es außerhalb der Herzinsuffizienz noch eine Nierenschwäche zu behandeln gilt. Weiter sind die unterschiedlichen sogenannten Halbwertszeiten wichtig. Das ist die Zeit, in der die Hälfte des Stoffes abgebaut wird. Bei Digoxin beträgt diese Halbwertszeit rund gerechnet 2 Tage, bei Digitoxin 1 Woche. Wir rechnen für die sogenannte „Wirkungsdauer" etwa die doppelte Halbwertszeit, so daß wir für Digoxin nach 4 Tagen und für Digitoxin nach etwa 2 Wochen mit dem Nachlassen der Wirkung rechnen können (vorausgesetzt, die Medikamente befanden sich im „therapeutischen Bereich"). Auch bei Vergiftungserscheinungen ist dieses ganz wichtig. Aufschluß hierüber gibt Tabelle 6.

Nicht erwünschte Wirkungen

Wir finden eine große Anzahl unerwünschter Wirkungen, die in aller Regel aber von der genommenen Dosis abhängig sind.

Tabelle 6. Pharmakologische Daten von Digoxin und Digitoxin

	Aufnahmequote [%]	Vollwirkung (nach … Stunden)	HWZ [h]	Wirkdauer [Tage]
Digoxin	70–90	6–8	36	6–8
Digitoxin	100	9–12	180	20

- Wir sehen schon relativ früh Erscheinungen im Bereich des Magen-Darm-Traktes wie Übelkeit, Erbrechen, möglicherweise ja auch nur Appetitlosigkeit. Das ist dann besonders schwer zu beurteilen, wenn die Appetitlosigkeit ganz alleine auftritt.
- Im Bereich des zentralen Nervensystems können wir ebenfalls Übelkeit und Erbrechen sehen.

Es gibt ja Übelkeit vom Magen (denken wir an das Erbrechen im Zusammenhang mit einem „Kater" [= akute Gastritis]) oder vom Hirn her (da ist die Gehirnerschütterung ein gutes Beispiel).

Für ganz Wissendurstige (das ist unseres Wissens aber noch nicht Prüfungsthema): das hängt damit zusammen, daß die sogenannte „Area postrema" in der Medulla oblongata gereizt wird. Weiterhin können wir Farbsehstörungen erkennen, hier klagen die Patienten besonders darüber, daß sie alles gelb sähen.

Eine ältere Patientin, die wir betreuen durften, meinte ganz richtig, ihre Farbsehstörung hinge wohl mit ihren *Lanitop*-Tabletten zusammen (sie hatte auch die Menge etwas mißverstanden, alle Tabletten müsse man doch 3mal 1 nehmen!) – und zeigte uns die damals noch gelben Tabletten. Soviel Farbe sei doch nicht gesund!

Weiter können wir Müdigkeit, Verwirrtheit und Halluzinationen bei Störungen im Bereich des ZNS ausmachen.

- Im Bereich des Herzens können wir Herzrhythmusstörungen erkennen, die unter Umständen lebensbedrohliche Ausmaße annehmen können. Zu bemerken ist ferner eine sogenannte Sinusbradykardie, eine deutliche Verlangsamung des Herzschlags mit normaler, regelrechter Erregungsquelle. Möglicherweise gibt es einen sogenannten AV-Block, also eine Überleitungsstörung und Unterbrechung der Erregungsleitung zwischen Vorhöfen und Kammern. Diese Störungen am Herzen können bis zum Kammerflimmern gehen, also einer der am schlimmsten lebensbedrohlichen Situationen überhaupt. Dieses Kammerflimmern kann auch wie aus heiterem Himmel auftreten, auch ohne vorausgegangene Extraherzschläge aus der Kammer (= ventrikuläre Extrasystole).

Heute können wir einer Digitalisvergiftung (früher eine beliebte Selbsttötungsmasche) direkt mit einem Antidot zu Leibe rücken. Es handelt sich hierbei um eine Behandlung mit sogenannten „FAB-Fragmenten", bestimmten gegen Digitalis gerichteten Antikörpern. Diese Fragmente binden Digoxin und Digitoxin und machen es auf diese Weise unwirksam. Der Handelsname ist relativ leicht zu merken: *Digitalis-Antidot Boehringer-Mannheim*.

Pflegerische Bedeutung

Es finden sich unter der Behandlung mit Digitalis in besonderem Maße pflegerische Aufgaben. Die Patientenüberwachung muß, besonders bei älteren, sogar noch eventuell nierengeschwächten Patienten, gut und umfassend sein. Appetitlosigkeit ist im Krankenhaus sicherlich häufig zu bemerken, natürlich steckt nicht jedes Mal eine Digitalisüberdosierung dahinter, aber Beobachtungen dieser Art sollten bei der Visite **immer gemeinsam** mit Patient, Schwester und Ärztin besprochen werden. **Wichtig:** Es sind Fragen zu klären, seit wann die Übelkeit bestehe, wie sie sich auspräge, ob schon erbrochen werden mußte, ob die Patientin Herzstolpern bemerke, ob sie möglicherweise morgens verwirrt sei (was dann wohl andere berichten). Fragen solcher Art sollten unbedingt in der gemeinsamen Visite besprochen werden.

Weitere Einsatzgebiete

Ein anderes Tätigkeitsfeld für Digitalis sind die Rhythmusstörungen, die wir aber an der entsprechenden Stelle behandeln wollen (S. 131).

Tabelle 7. Digitalis-Präparate

Arzneistoff	Präparatename (Beispiel)	Dosierung [mg/Tag]
β-Acetyldigoxin	*Novodigal*	0,20
Digitoxin	*Digimerck*	0,10
Digoxin	*Lanicor*	0,25
Metildigoxin	*Lanitop*	0,10

Katecholamine

Unter Katecholaminen versteht man eine Gruppe von natürlich und chemisch gefundenen Medikamenten, die adrenalinähnlich wirken und aus der Aminosäure Tyrosin entstammen (Abb. 13).

Es handelt sich hier um hochwirksame Medikamente. Da sie eine adrenalinähnliche Wirkung haben und über die α-, β- und Dopamin-Rezeptoren wirken (s. oben), nennt man sie auch *adrenerge biogene Amine*. Sie sind sowohl aus der Notfallbehandlung als auch aus der *subakut verlaufenden Intensivbehandlung* nicht mehr wegzudenken. Aus den vorherigen Abschnitten kennen wir nun die Unterschiede zwischen α- und β-Rezeptoren.

β-Rezeptoren am Herzen steigern die Herzkraft und die Herzschlagfrequenz, α_1-Rezeptoren an den Gefäßen fördern die Engerstellung hieran.

Zugleich gibt es noch sogenannte Dopamin-Rezeptoren, die ähnlich wie α- und β-Rezeptoren arbeiten, aber nur von Dopamin erregt werden. Auch hier lassen sich wieder (wie immer!) 2 Typen unterscheiden, die wir D_1- und D_2-Rezeptoren nennen, wobei die D_2-Rezeptoren ausschließlich im Hirn vorkommen und dort wirken. D_1-Rezeptoren liegen im Bereich der Nieren- und Darmgefäße.

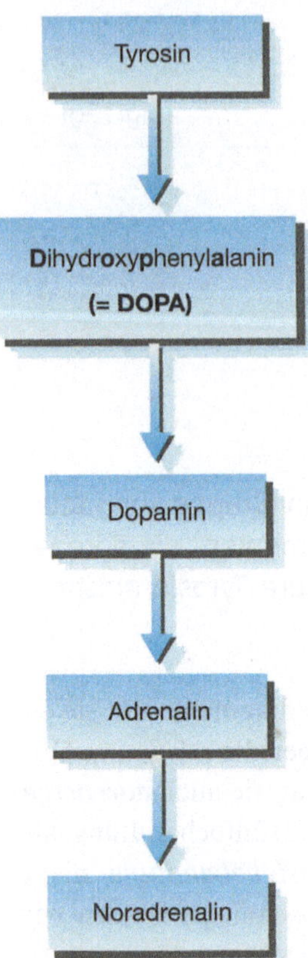

Abb. 13. Stammbaum der Katecholamine

Bei der Notfallsituation einer sehr rasch eingetretenen akuten Herzinsufizienz kommt es nun darauf an, die Herzkraft zu erhöhen, ohne gleichzeitig nicht zu sehr den Blutdruck zu steigern, denn sonst müßte das Herz ja gegen einen hohen Blutdruck anschlagen, und die gerade erreichte Steigerung der Herzkraft wäre umsonst. Hier bietet sich nun Dobutamin (*Dobutrex*) an, ein Medikament, das vornehmlich an den β_1-Rezeptoren wirkt. Dobutamin erhöht die Herzkraft, ohne zu sehr die Herzfrequenz und den Blutdruck zu erhöhen. Es ist also ein ideales Mittel für Notfälle. Es kann nur über einen Perfusor gegeben werden und wirkt dann sofort.

Für ganz Interessierte, andere können diese Zeilen jetzt ruhig überblättern.

Dobutamin ist ein sogenanntes *Racemat*, ein Gemisch aus zwei Versionen desselben Stoffes. Wir haben zwar zwei genau gleich aussehende Hände, an denen bei genauer Beobachtung dennoch ein kleiner Unterschied besteht. Unsere rechte Hand sieht vor dem Spiegel wie unsere linke aus und umgekehrt. Sie verhalten sich also *spiegelbildlich*. Das gibt es bei sehr vielen in der Natur vorkommenden Stoffen. Man nennt diese Stoffe *rechts-* oder *linksdrehend*, in Abhängigkeit davon, wie ihre räumliche Form aussieht, bzw. wie sie bestimmtes, gebündeltes Licht zurückwerfen. Schauen wir uns die Infusionsflaschen genauer an, so finden wir dort die Eiweiße alle mit einem „L" als Vornamen – z. B. L-Arginin. Dies bedeutet, daß diese Eiweiße in ihren biologischen Funktion linksdrehend sind (L = laevus, links). Bei Glukose finden wie den Hinweis D-Glukose (D = dexter, rechts). Der Körper erkennt z. B. nur D-Glukose als Zucker an, anderes kann er nicht verstoffwechseln. (Das ist so, als wenn wir uns in einen linken Handschuh mit der rechten Hand zwängen müßten.)

Dobutamin ist nun auch rechts- und linksdrehend, die rechtsdrehende Version wirkt etwa 10mal stärker an den β-Rezeptoren, L-Dobutamin hingegen wirkt eher an den α-Rezeptoren. Wir sehen also eine unterschiedliche Wirkung desselben Medikaments, so kann man sich auch einen beginnenden Hochdruck unter erhöhten Mengen von Dobutamin vorstellen. Ein Dobutamin-*Racemat* ist nämlich ein Gemisch von D- und L-Dobutamin, bei bestimmten Mengen wirken eben auch die sonst schwächeren Partner.

Einen Nachteil hat allerdings die Behandlung mit Dobutamin, es verliert relativ rasch seine Wirkung. Theoretisch sagt man, etwa am dritten Tag der Behandlung müßte die Behandlung verändert werden. Wir wissen jedoch aus der Erfahrung, daß manche Patienten mitunter sehr lange erfolgversprechend mit einer *Dobutrex*-Infusion behandelt wurden. Erkennen kann man das leider sehr häufig erst im negativen Fall, dann nämlich, wenn das *Dobutrex* abgesetzt wird und es dem Patienten wieder scheußlich schlecht geht.

Dobutamin wird von Nichtkardiologen gelegentlich als reine Kosmetik bezeichnet. Wir möchten diese Äußerung einfach einmal so im Raum stehen lassen. Jeder mit gründlicher Krankenbeobachtung kann nämlich das Gegenteil bezeugen.

Dobutamin alleine im Notfall wird allerdings zu wenig nutzen, man wird im akuten Fall immer Diuretika und Nitrate zur Senkung der Vorlast geben. Hierauf gehen wir dann noch einmal bei der Besprechung der koronaren Herzkrankheit ein.

> Katecholamine wie Dobutamin wirken im Notfall rasch und nachhaltig, ein Wirkverlust soll etwa nach 3 bis 7 Tagen auftreten. Bis dahin kann jedoch auch schon eine Sättigung mit Digitalis erreicht sein. Gleichzeitig kann man bei stabilen Blutdruckwerten auch mit ACE-Hemmern Gutes tun. Die Verabreichung von Diuretika ist nach dem heutigen Stand der Wissenschaft unverzichtbar. Insgesamt sollen alle Maßnahmen zu einer erhöhten Herzmuskelkraft führen, das wiederum muß parallel einhergehen mit einer Senkung der sogenannten Vorlast, also der Wandspannung am Herzen, die am Ende der Füllungsphase noch herrscht.

Medikamente bei Erkrankungen der Herzkranzgefäße einschließlich Herzinfarkt

Koronare Herzkrankheit

Ursachen und Definition

Was passiert eigentlich, wenn wir uns ins Bein stechen und sehr schwer bluten? Wir haben Gefäße verletzt, zerschnitten. Nach der riesigen Blutlache auf dem Küchenboden waren auch arterielle Gefäßchen dabei. Was bedeutet das am Bein? Es schmerzt recht ordentlich, vielleicht wird mir bei der Ansicht des Blutes übel, ich kann das Bein eine Zeitlang nicht mehr bewegen, wahrscheinlich habe ich einen blauen Fleck und jemand muß die Sauerei aufwischen. Wenn ich nicht gerade Nerven durchschnitten oder Knochen aufgebrochen habe, passiert nicht mehr.

Nun ist doch eine Arterie, also ein für die Blutversorgung wichtiges Gefäß durchschnitten. Müßte nicht, ähnlich wie bei einem Fluß, alles dahinter liegende nicht mehr ernährt werden, also absterben, *infarzieren*? Nein, nicht am Bein. Dort ist es so, daß sich die Gefäße untereinander verschlungen haben und über Brückenbildungen und Rückwärtswendungen der Arterien ein Stück Muskel von mehreren Seiten gleichzeitig versorgen.

Ganz anders ist es am Herzen. Lange bevor wir Menschen, rein entwicklungsgeschichtlich gesehen natürlich, Krokodile waren, hatten wir ein sogenanntes „Schlauchherz". Aus einer Röhre kam Blut aus dem Körper, von dort ging es in die Kiemengefäße und sammelte sich mit sauerstoffreichem Blut wieder an der anderen Seite der Röhre, um weitergepumpt zu werden. Das Herz ist eines der ganz wenigen Organe, die die Entwickung wohl verschlafen haben. Denn obwohl wir uns nun schon seit Millionen von Jahren weiterentwickeln, tut das Herz immer noch so, als sei es ein Schlauchherz: die eine Hälfte des Herzens wird von einer Kranzarterie versorgt, die andere von einer anderen − untereinander gibt es keinen Kontakt. Das ist schlimm, denn **deswegen** sterben Millionen von Menschen überall auf der Welt. Das rechte Herz, also der Anfang des ehemaligen Schlauches, wird von der rechten Herzkranzarterie versorgt, das linke von der linken Arterie, wobei die sich schnell aufspaltet: einmal in den „zwischen den Kammern liegenden Ast" (Ramus interventricularis anterior − RIVA [15]) sowie den nach „rückwärts umschlingenden Ast" (Ramus circumflexus). Untereinander haben diese Arterien allerdings, wie noch zu Schlauchherzens Zeiten, keinerlei Verbindung.

Wenn es nun zu einer Durchblutungsstörung in dem einen Bereich kommt, kann nicht von der anderen Seite Nachschub angeboten werden. Sperren wir eine Straße total, so wird der Verkehr umgeleitet, um irgendwo hinten wieder auf die Straße zu kommen. Sperren wir aber eine Sackgasse, klappt das nicht. Sind die Leute in der Sackgasse nun auf Lieferung von Lebensmitteln angewiesen, die nach der Sperrung aber nicht mehr erfolgen kann, so müssen sie entweder auswandern oder eingehen.

Ganz genau so ist es auch am Herzen. Ein Stopp führt zum Absterben des dahinter liegenden Gewebes, zu einem *Infarkt*. Je größer der Infarkt ist, also die abgestorbene Muskelmasse, desto lebensbedrohlicher ist die Situation.

Die *koronare Herzkrankheit (KHK)* ist eine Erkrankung, die mit einer Durchblutungsstörung der Herzkranzgefäße einhergeht. Sie führt zu typischen Beschwerden, möglicherweise früh zu ver-

---

[15] Der sich um Fortschritt bemühende Kardiologe spricht dies lässig amerikanisch aus: LAD = „left anterior descending".

ringerter Belastbarkeit, eventuell Schmerzen im Bereich des Herzens unter Belastung und im schlimmsten Fall schon zu Ruheschmerzen. Diese Schmerzen nennt man *Angina pectoris*, wörtlich übersetzt Brustenge[16].

Die Angina pectoris geht in aller Regel einher mit starker Angst und damit bedingten Erregungen, die im Bereich des Sympathikus liegen, die also noch zusätzlich zu einer Verengung der Gefäße führen können. Hierdurch kann sich dieser Kreislauf noch lange unterhalten.

Die Angina pectoris ist immer eine ernste Sache, auch hier können wir mehrere Formen unterscheiden:

- stabile Angina pectoris,
- instabile Angina pectoris,
- Crescendo-Angina.

Als *stabil* bezeichnen wir eine Angina pectoris dann, wenn sie unter Medikamenten keine oder nur sehr seltene Beschwerden macht und dann schnell rückläufig ist.

Eine *instabile* Angina pectoris macht Beschwerden ganz unabhängig von etwaigen Medikamenten.

Als *Crescendo*-Angina bezeichnen wir eine zunehmende Beschwerdesymptomatik.

Sowohl bei der instabilen als auch bei der Crescendo-Angina ist sofortiges Handeln angezeigt. Unbehandelt erleiden Patienten mit dieser Erkrankung zu über 40% nach spätestens 3 Tagen einen Herzinfarkt.

Der erste, der die Angina pectoris untersucht und sorgfältig beschrieben hat, war der englische Arzt **Heberden**, der auch staunend in der Mitte des 18. Jahrhunderts über einen Patienten schrieb: „Ich kannte einen, der täglich eine halbe Stunde lang Holz

---

[16] „Angina" ist die Enge, also alles andere als der Schwarm ungezählter Männer. Enge bedeutet auch gleichzeitig Angst (die Worte sind ja auch verwandt).

sägte und fast völlig geheilt wurde." Die erste erfolgreiche Bewegungstherapie!

> Wir können zusammenfassen: Die koronare Herzkrankheit ist eine Erkrankung, die mit einer Verengung der Herzkranzgefäße einhergeht. Es gibt verschiedene Ursachen hierfür: Bluthochdruck, Bewegungsmangel, Erhöhung der Blutfette, Diabetes mellitus, ganz besonders aber Nikotin und eine familiäre Veranlagung.
> Eine nicht behandelte Angina pectoris führt in sehr vielen Fällen zu einem Herzinfarkt, einem Absterben des hinter einem Gefäßverschlußes liegenden Herzmuskelgewebes. Bei langwieriger Erkrankung kann es auch zu einer direkten Herzmuskelschädigung kommen, meist haben wir es dann mit einer Ausweitung der Herzkammern zu tun (der sog. dilatativen Verlaufsform der koronaren Herzkrankheit).

Beschwerdebild eines Patienten mit koronarer Herzkrankheit

Es passiert täglich, sowohl auf der Straße, zu Hause als auch im Krankenhaus. Mitten in einer Schlange vor einer Kasse greift sich eine Kundin plötzlich ans Herz, muß sich festhalten, schwankt, klagt über schlimme Schmerzen. Die Gesichtsfarbe ist weiß, die Umstehenden wissen nicht so recht, was sie tun sollen. — Oder wir werden dringend in eine Wohnung unter uns gebeten, dort liegt der ältere Herr mit hochrotem Kopf vor dem geöffneten Fenster, japst nach Luft und bittet mit verzweifelten Augen um Hilfe. — Ins Krankenzimmer gerufen sehen wir dort eine Patientin hoch im Bett aufgerichtet, kaum zu Worten fähig, eine Hand auf dem Herzen liegen.

So oder ähnlich dramatisch laufen meist die Angina-pectoris-Anfälle im Rahmen einer koronaren Herzkrankheit ab. Jedesmal ist auf dem Boden einer bestehenden Verengung der Herzkranzgefäße noch eine Verschlimmerung eingetreten, sei es (möglicherweise!) durch Stehen und damit Absinken des Blutdrucks und einer verminderten Durchblutung der Kranzgefäße, wie es die Frau an der Kasse betraf, sei es durch eine plötzliche Blutdruckkrise und ein regelrechtes „Abschnüren" der Kranzgefäße unter dem Hochdruck (älterer Patient mit hochrotem Kopf) oder sei es als instabile Angina oder „Präinfarktangina" wie bei der Patientin im Krankenhaus. Immer tritt das gleiche Beschwerdebild auf, so daß wir uns von der Größe der Bedrohung zuerst gar kein rechtes Bild machen können.

Beschwerdebild der koronaren Herzkrankheit:
- Schmerzen im Bereich der linken Thoraxregion, der linken Schulter, des linken Armes, des linken Kiefergelenks oder beider Schultern (Aufzählung in abnehmender Häufigkeit);
- Luftnot;
- (zunehmende) Herzinsuffizienz;
- (zunehmende) Herzrhythmusstörungen.

Zur Abklärung einer vermuteten, aber nicht gesicherten koronaren Herzkrankheit können *invasive* und *nichtinvasive* Untersuchungsverfahren angewandt werden.

Zu den **nichtinvasiven Verfahren** zählen wir:

- Ruhe-EKG,
- Belastungs-EKG,
- Echokardiographie,
- Myokardszintigraphie (Darstellung des Herzmuskels durch radioaktivmarkiertes Thallium).

Die invasiven Verfahren:

- Selektive Koranarangiographie einschließlich Ventrikulographie (Darstellung der Herzkranzgefäße und der linken Herzkammer durch über einen arteriellen Katheter zugeführtes Kontrastmittel).
- Rechtsherzkatheteruntersuchung (ein für diese Indikation nicht sehr genaues Verfahren. Hier wird über einen venösen Zugang ein Katheter in das rechte Herz und weiter in die Pulmonalarterie vorgeschoben, wobei dann Drücke in Ruhe und besonders unter Belastung gemessen werden können).

Sollten diese Untersuchungen für eine koronare Herzkrankheit sprechen, so kann hieraus die notwenige Behandlung abgeleitet werden. Folgende Maßnahmen müssen diskutiert werden:

- medikamentöse Behandlung,
- Ballondilatation.

  Vorschieben eines sehr kleinen Katheters in das betroffene Gefäß und dann dort Aufblähen des Ballons an der Katheterspitze. Dieses Verfahren ist nur günstig bei einer Eingefäßerkrankung und auch dann nur in aller Regel bei „günstig" gelegenen Verengungen. Da unter dem Druck des Aufblasens natürlich auch die Gefäßwand geschädigt werden und damit auch Ursache für neue Stenosen sein kann, ist die Euphorie für diese Methode etwas verflogen, obwohl allerorten die „PTCA"-perkutane transluminale koronare Angtioplastie – jetzt auch ambulant angeboten wird.

- „Rot-Ablation"
  Dies ist eine Weiterentwicklung der PTCA, indem ein kleiner Fräskopf am Ende des Katheters die Engstelle durch Drehen [Rotieren] wegnimmt [Ablation]. Ein Verfahren, das nur noch selten angewandt wird.

- Bypassoperation (ACVB = aortokoronarer Venenbypass[17]).
  Hier wird ein Stück Vene aus dem Bein entnommen und zwischen Aorta und dem Gefäßabschnitt nach einer Engstelle in einer Kranzar-

---

[17] Das „C" in PTCA und ACVB heißt „koronar", die Abkürzung stammt aber von unseren großen Brüdern, die halt „coronar" zu schreiben gelernt haben.

terie verpflanzt. Insbesondere bei einer Mehrgefäßerkrankung ist dies das Verfahren der Wahl, letztlich laufen wohl auch die meisten PTCA früher oder später auf eine Operation hinaus.

Alle diese Verfahren aber sind nur Behandlung eines Symptoms, die eigentliche Erkrankung wird damit **nicht** behandelt. Auch vor und nach einer Behandlung müssen daher die **Risikofaktoren** in allererster Linie behandelt werden:

- Rauchen,
- Hypertonie,
- Übergewicht,
- Zuckerkrankheit,
- zu hohe Blutfette (Hyperlipoproteinämie).

Medikamentöse Behandlung der koronaren Herzkrankheit

Von der Zelle aus betrachtet handelt es sich bei der KHK um eine Mangeldurchblutung. Die Behandlungsrichtlinien müssen also so sein, daß einerseits die Durchblutung gefördert wird, es aber andererseits aufgrund veränderter Fließeigenschaften des Blutes nicht zu einer Blutgerinnselbildung in den betroffenen Herzabschnitten kommen kann. Beides sind heute die beiden Grundpfeiler der KHK-Behandlung.

Mit einer Behandlung der KHK wollen wir folgendes erreichen:

- Beseitigung von „Krämpfen" der Kranzgefäße (Koronarspasmen),
- Erhöhung des Sauerstoffangebots und gleichzeitig
- Erniedrigung des Sauerstoffverbrauchs am Herzmuskel.

Hierdurch betreiben wir gleichzeitig sowohl Vorbeugung (Prophylaxe) als auch Behandlung (Therapie).

Drei Substanzgruppen haben sich hierbei bewährt:

- Nitrate,
- β-Blocker,
- Kalzium-Antagonisten.

Nitrate und Verwandte

Nitrate haben eine lange Tradition in der Medizin. Zeitgleich zur Erfindung des Nitroglyzerins als Sprengstoff wurde es auch erstmals theoretisch für die Behandlung der Herzenge angewandt. Dieses Wissen allerdings verschwand wieder für knapp 60 Jahre, bis es nach dem 2. Weltkrieg in Europa erneut, jetzt in großem Stil für die Behandlung der Angina pectoris eingesetzt wurde.

Wie wirken Nitrate?

Die *Wirkung* der Nitrate setzt rasch ein und verfliegt auch relativ rasch. Nitrate setzen direkt an der Gefäßmuskulatur an und bewirken in erster Linie eine *Venenerweiterung*, damit also eine Mengenverschiebung des Blutes in die Venen (venöses „Pooling" heißt das auf medizinisch). Hierdurch wird der Rückstrom ins Herz vermindert, damit die Füllung und die diastolische Wandspannung erniedrigt. Zusammengefaßt ist das die *Vorlastsenkung*. Gleichzeitig aber wird durch Erweiterung der großen Arterien und der Aorta sowie auch des gesamten peripheren Widerstandes die *Nachlast gesenkt*. Durch beide Aspekte, Senkung von Vor- und Nachlast, wird die Herzarbeit insgesamt verringert, wodurch natürlich auch der Sauerstoffbedarf des Herzens sinkt und gleichzeitig das Sauerstoffangebot erhöht wird. Zudem haben Nitrate eine sehr gute *vasospasmolytische* Wirkung, auf deutsch wirken sie also Gefäßkrämpfen entgegen (Abb. 14).

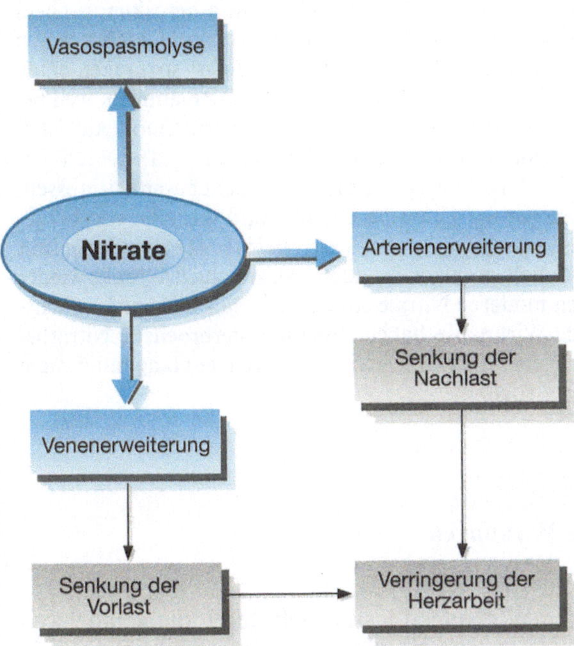

Abb. 14. Wirkungen der Nitrate

Damit haben Nitrate also die Forderungen an ein gutes Koronarmittel erfüllt.

Leider – wie im richtigen Leben – gibt es kein Medikament ohne „Aber ..." Dieses Aber heißt bei Nitraten *Toleranzentwicklung*. Hierunter verstehen wir – anders als im richtigen Leben – etwas, was nicht so gut ist. Diese Toleranz ist eine *Wirkungsabnahme* bei hohen Dosierungen oder längerer Einnahme.

Hierfür gibt es eine Erklärung. Die gesunde Gefäßinnenfläche, das Endothel, sondert eine Reihe von Stoffen ab, die für eine Gefäßerweiterung zuständig sind. Wichtiger Stoff ist der EDRF – *E*ndothelium *D*erived *R*elaxing *F*actor. Dieser Faktor ist zuständig für einen gleichbleibenden oder je nach Anforderungen unterschiedlichen Tonus der Gefäße, *wenn das*

Endothel intakt ist. Ist es das nicht, wie bei einem atherosklerotischem Gefäß, so kann man gut verstehen, daß es hier leichter zu Gefäßspasmen kommen kann. Hier setzt nun das Nitrat ein und liefert sozusagen einen künstlichen EDRF. Die Nitrate wirken deshalb so EDRF-ähnlich, weil bei beiden Stoffen derselbe Bestandteil wichtig ist: Stickstoffmonoxid (chemisch NO, das aus dem NO_2 der Nitrate abgespalten wird). Durch Zufuhr äußerer NO-Moleküle, die vom Körper umgebaut werden müssen, sind die eigenen Speicher zur Umwandlung leer und verlieren vorübergehend ihre Funktionstüchtigkeit. Sobald diese Speicher aber wieder gefüllt sind, das geht innerhalb weniger Stunden, wirken auch Nitrate wieder voll. Deshalb werden moderne Nitrate so gegeben, daß sie zumeist nachts eine vorübergehende Wirkpause haben. Eine ununterbrochene Nitratbehandlung mit den gleichen Wirkspiegeln den ganzen Tag lang nutzt nicht nur nicht, sie schadet sogar.

Nicht erwünschte Wirkungen

Alle unerwünschten Wirkungen lassen sich durch die gefäßerweiternden Wirkungen erklären. Da haben wir zuerst den charakteristischen Kopfschmerz (*Nitratkopfschmerz*), der besonders zu Beginn der Behandlung eintritt, meist aber nach einiger Zeit nachläßt. Behandeln läßt sich dieser Schmerz am besten mit *Aspirin*. Weiter haben wir in der Liste der nicht gewollten Wirkungen Schwindel, Übelkeit, Schwächegefühl und Hautrötungen − also ein sehr ähnliches Bild wie bei den Kalziumantagonisten.

Und in der Tat sagt man einigen Kalziumantagonisten wie z. B. Nifedipin eine „nitratähnliche" Wirkung nach.

Werden Nitrate zu rasch und zu hoch eingesetzt (das sehen wir leider häufig: der von einem Angina-pectoris-Anfall geplagte Patient pumpt sich ohne Unterbrechung den Spray in den Rachen), so kann es schnell zu einem deutlichen Blutdruckabfall kommen mit einer reflexartigen Tachykardie. Das ist natürlich überhaupt nicht gewollt: Schlägt das Herz zu schnell, muß es vermehrt Arbeit leisten, verbraucht also wieder vermehrt Sauerstoff. Zudem ist ein Blutdruckabfall unterhalb einer kritischen Marke natürlich auch nicht gut, denn dann fehlt ja der Druck, der nötig ist, um die Verengung zu überwinden. Es kann also regelrecht zu einer *Nitratangina* kommen, wenn man nicht aufpaßt.

Besonderheiten

Therapieziel soll also sein, Angina-pectoris-Anfällen vorzubeugen durch eine gleichmäßige Koronardurchblutung. Hierzu sollen also Nitrate nicht dauernd gleichmäßig, sondern in unregelmäßigen Abständen gegeben werden. Dies kann man entweder dadurch tun, daß man eine Tablette morgens, die andere am späten Mittag oder frühen Nachmittag nimmt, oder man kann auch eine „Langzeittablette" (z. B. *Isoket ret. 120* oder *Mono Mack depot*) nehmen, die ohnehin nicht 24 Stunden lang wirkt, sondern ein „freies Intervall" nach ca. 18–21 Stunden einberechnet hat.

Im Notfall auf der Intensivstation werden Nitrate über eine Dauerzufuhr intravenös gegeben. Dies ist natürlich die konstanteste Form, die wir kennen – und bei Nitraten eigentlich gar nicht zu wünschen. Unserer Meinung nach werden Nitrate auch meist zu lang intravenös gegeben. Zwei Tage müßte genügen, um die Toleranz nicht wirksam werden zu lassen. Aber andererseits: Was soll man machen, wenn der Patient mit einer instabilen Angina immer noch Schmerzen hat und nur unter Nitraten intravenös einigermaßen beschwerdefrei ist? Das sind Grenzsituationen, in denen *Wissen* und *Erfahrung* halt nicht die gleiche Sprache sprechen.

Wir unterscheiden Mononitraten von Dinitraten. Dies soll heißen, daß die einen nur ein NO_2-Molekül haben, die anderen halt deren zwei. Dann gibt es noch, allerdings weit weniger in Gebrauch, Trinitrate (das gute alte Nitroglyzerin) und sogar Tetra(=4)-Nitrate. Das letzte hat klinisch aber kaum mengenmäßig eine größere Bedeutung, die Trinitrate werden vielfach als Sprays benutzt (Tabelle 8).

Tabelle 8. Nitrate und Molsidomin

Arzneistoff	Präparatename (Beispiel)	Dosierung [mg/Tag]
Glyceroltrinitrat	*Nitrolingual-Spray*	b.B. 1 – 2 Sprühstöße
Isosorbidmononitrat	*Corangin*	2 mal 20 – 60
Isosorbiddinitrat	*Isoket*	2 mal 20 – 60
Molsidomin	*Corvaton*	2 mal 4
Pentaerythrityltetranitrat	*Dilcoran*	2 mal 80

Interessant, daß es den Wirkstoff, der wegen seiner guten entspannenden Wirkung letztlich zur Erforschung des Nifedipin führte, noch im Handel als pflanzlichen Wirkstoff gibt: Es handelt sich um das *Carduben Ammi-visnaga* der Firma Maddaus aus Köln.

Molsidomin

Dies ist ein Verwandter der Nitrate, es wirkt ähnlich, hat auch das gleiche Nebenwirkungsprofil. Nur soll die Vorlastsenkung bei Molsidomin (*Corvaton*) stärker ausgeprägt sein als die Nachlastsenkung, es soll also blutdruckneutraler sein oder anders ausgedrückt auch bei Angina-pectoris-Anfällen mit niedrigem Blutdruck noch seine Wirkung haben.

Molsidomin hat noch einen großen Vorteil: eine Toleranzentwicklung ist bisher nicht bekannt, theoretisch auch nicht einfach vorstellbar.

Molsidomin ist ein „Prodrug", also kein eigentliches Medikament, sondern nur die Vorstufe dazu. Es wird abgebaut und gibt dann die für die Gefäßerweiterung verantwortlichen Stickmonoxid(NO)-Moleküle ab. Im Unterschied zu den Nitraten allerdings werden diese NO-Bausteine ohne chemische „Reduzierung" im Körper direkt verstoffwechselt, körpereigene „Reduzierungsspeicher" werden nicht betroffen. Somit ist eine Toleranzentwicklung nicht gut vorstellbar. Das hat zur Folge, daß Molsidomin wie „normale" Tabletten 2 mal 1 ret. oder 3 mal 1 genommen werden kann.

Auch auf der Intensivstation hat sich Molsidomin mittlerweile einen recht beachtlichen Stammplatz in der Behandlungshitparade erobern können. Zu beachten sind hierbei natürlich auch die besonderen Zubereitungsweisen, sprich: „schwarze Spritzen", weil der Wirkstoff sehr lichtempfindlich ist.

Beachten muß man auch folgendes: In Tierversuchen hat Molsidomin in höheren Dosen oft Krebs erregt. Bis diese Feststellung nicht eindeutig widerlegt worden ist, darf man guten Gewissens Molsidomin nur als Mittel geben, wenn andere Medikamente nicht ausreichen.

Pflegerische Bedeutung

Im Prinzip gilt alles hier auch so, wie für die Kalziumantagonisten beschrieben. Da beide Substanzgruppen ja ähnlich wirken, muß auch bei beiden Ähnliches beachtet werden. Der Nitratkopfschmerz allerdings sollte genauer beobachtet werden. Die Schmerzen sind manchmal unaushaltbar, wobei allerings geringe Aktivierung (wie ein kurzes Gespräch, das Selbstzubereiten einer kleinen Mahlzeit o.ä.) vom Schmerz bisweilen ablenken kann. Ansonsten sind Schmerzmittel erlaubt. Gerne kann hier, wenn nichts anderes dagegen spricht, *Aspirin* gegeben werden, da es ohnehin zur Dauerbehandlung der koronaren Herzkrankheit gehört (s. unten). Ansonsten nach Möglichkeit **keine** sog. zentral wirkenden Schmerzmittel („Opiate") geben, weil sie das Übelkeitsgefühl noch verstärken können. Oft ist es auch schon hilfreich, eine kühle Kompresse anzubieten, den Raum zu verdunkeln oder den Patienten vor Lärm zu schützen (der große Nachteil der ansonsten ja tollen Regelung, auf eine regelrechte Besuchszeit zu verzichten, ist der, daß viele Patienten nie die Chance haben, abzuschalten, weil immer irgendein Besucher, sei es ein eigener oder einer von den Zimmermitbewohnern, im Raum ist).

β-Blocker und Kalziumantagonisten

Diese beiden Stoffgruppen haben wir bereits häufiger kennengelernt. Sie sind auch bei der koronaren Herzkrankheit wichtig, sowohl in akuter (= Notfallsituation), als auch in der Langzeitbehandlung. Ziel eines Einsatzes dieser beiden Medikamentengruppen ist es, das Mißverhältnis zwischen Sauerstoffbedarf und -angebot wieder auszugleichen und die Herzarbeit ökonomischer zu gestalten. Für beide Bereiche liegen im Laufe der Jahre genug Erfahrungen vor, so daß der Einsatz beider Medikamentenklassen als Stufentherapie begründet ist.

Herzinfarkt

Diese schlimme Erkrankung, der immer noch knapp die Hälfte aller Sterbefälle zuzurechnen sind, ist letztlich die übelste Folge einer koronaren Herzkrankheit. Wenn ein Kranzgefäß so weit „zugewachsen" oder in seiner Funktion so beeinträchtigt ist, daß es die Versorgung nicht mehr aufrechterhalten kann, also der Sauerstoffbedarf am Herzen für längere Zeit größer ist als das Angebot, kommt es zum Absterben von Muskelzellen, zum Herzinfarkt.

Da das Muskelgewebe nur eine kurze Überlebenszeit ohne Sauerstoff hat, ist schon bei dem Verdacht auf Herzinfarkt davon auszugehen, daß es sich um einen handelt, bis das Gegenteil erwiesen ist.

Der Verdacht auf einen Herzinfarkt verpflichtet zur sofortigen Behandlung auf einer Überwachungseinheit wie bei einem nachgewiesenen Infarkt, bis das Gegenteil erwiesen ist.

Die *Symptome* eines Infarkts sind entweder die einer länger anhaltenden Angina pectoris, *ohne* daß ein Sprühstoß Nitro Erfolg gehabt hätte – oder es gibt häufig genug keine oder irreführende Symptome.

Die Trennung vieler innerer Abteilungen in jetzt erheblich kleinere innere „Kliniken" mit verschiedenen Schwerpunkten (zumeist Kardiologie und Gastroenterologie) hat für den nicht typischen Infarktpatienten oft verhängnisvolle Folgen: Da ein Infarkt oft mit Bauchbeschwerden einhergeht, werden diese armen Opfer einer spezialismus-fanatischen Medizinergeneration oft erst gastroskopiert, bevor der Infarkt befundet werden kann. Mal ganz sarkastisch gesagt: Zu häufig wird über das Leben eines Patienten an der Pforte oder vom Krankentransport entschieden, dann nämlich, wenn ein Patient mit „Magenbeschwerden" angekündigt wird, der dann in die Mühlen der „falschen" Abteilung gerät. Da wir alle aber annehmen, aus einer Spezialisierung erwachse nur Gutes, ist dies wohl unabänderlich. Oder doch nicht ?

Ein etwas unübersichtliches Bild soll nun folgen. Es geht darum, wie ein Patient, der mit untypischen Beschwerden im Bereich des

---

Beschwerdebild beim Herzinfarkt

Klinische Untersuchung: Patient blaß, ängstlich, eventuell unruhig.
Vorgeschichte: Immer wieder auftretende Brustschmerzen, teils in Ruhe, teils bei Belastung. Zunahme der Schmerzen in letzter Zeit.
Schmerzort: Meist direkt vor dem Herzen, aber auch linke Schulter, linker Arm, linke Hand, Rücken, rechte Schulter, Kiefergelenk. Schmerzen in Ruhe und Bewegung meist gleich, obwohl oft versucht wird, durch Bewegung dem Schmerz zu „entgehen".

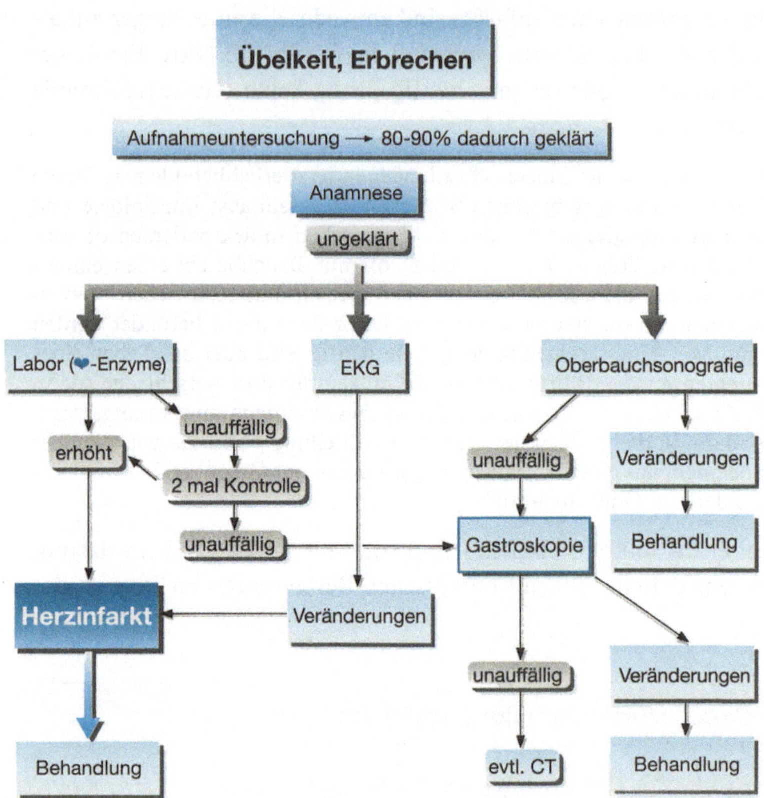

Abb. 15. Strategiebild „untypische Oberbauchbeschwerden"

Oberbauches ins Krankenhaus kommt, untersucht werden sollte, damit er nicht gleich (und oft unwiderruflich) auf eine „falsche Schiene" gerät (Abb. 15).

Jeder wird erkennen, was bei atypischen, nicht lebensbedrohlichen Oberbauchbeschwerden wichtig ist: EKG, EKG und EKG, unterbrochen von Blutkontrollen.

Gerade der sogenannte Hinterwandinfarkt macht häufig Beschwerden wie bei einer Magenschleimhautentzündung. Das hängt damit zusammen, daß der den Magen versorgende N. vagus auch das Herz mitversorgt und hinten am Herzen nach unten zum Magen zieht. Eine Reizung dort wird also oft fehlgedeutet. Dann kann es auch zu absolut schmerzlosen Infarkten kommen, gerade bei Diabetikern mit Störungen in der Schmerzweiterleitung. Ein Infarkt sieht manchmal aus wie ein Chamäleon: Er ändert dauernd sein Aussehen. Deswegen ist genaue **Krankenbeobachtung** bei Infarkt- oder KHK-Patienten so wichtig.

Die Infarktbehandlung gliedert sich in 2 Bereiche:

- den vorstationären Bereich (Praxis, am Ort des Auffindens des Patienten oder im Notarztwagen),
- den stationären Bereich (Krankenhaus).

Vorstationäre Behandlung

Hier gilt es in allererster Linie den *Schmerz zu bekämpfen* (weil der über eine Aktivierung des Sympathikus zu einer noch größeren Herzarbeit führt mit noch mehr Sauerstoffverbrauch), aus dem gleichen Grunde eine *Sedierung* einzuleiten, so schnell wie möglich *Nitrate* (am besten intravenös) zu geben und eventuelle Insuffizienzzeichen oder Rhythmusstörungen entsprechend zu behandeln. Das bedeutet, der Transport muß unter EKG-Ableitung, jederzeitiger *Defibrillationsbereitschaft* und Blutdrucküberwachung erfolgen. Am besten sitzende oder 30°-Grad-Hochlagerung mit Sauerstoffbrille.

Medikamentös ist am ehesten Azetylsalizylsäure (*Aspirin*) zu geben, da es ohnehin weiter verordnet werden muß und 500 mg Aspirin etwa die Wirkstärke von 100 mg Tramadol (*Tramal*) haben, ohne allerdings die unerwünschten Wirkungen (fürchterliches Erbrechen) zu kennen. Sollte Aspirin nicht reichen, so kann Morphium in Kombination mit Metoclopramid (*Paspertin*) verabreicht werden. Sedierung erreicht am ehesten Diazepam (*Valium*), obwohl immer noch gelegentlich auf die längere Halbwertszeit verwiesen wird, die einerseits bei intravenöser Gabe nicht so ausgeprägt ist, andererseits zur Muskelrelaxierung auch schon im Krankenhaus nicht unerwünscht ist.

Stationäre Behandlung

Im Krankenhaus kommt es in allererster Linie darauf an, möglichst viel von dem Muskelgewebe zu retten, das durch den Infarkt vital bedroht ist. Dies wird mit einer sogenannten **Thrombolyse** geschehen, also der Auflösung des die Verstopfung verursachenden Blutgerinnsels. Diskutiert wird vielerorts, ob man diese Lyse nicht schon bereits im NAW machen sollte, um Zeit zu sparen. In der Tat ist es so, daß die meiste Zeit nach wie vor nicht auf dem Transport verbraucht wird, sondern schon im Krankenhaus: dort wird der Patient noch einmal untersucht, auf Blutergebnisse gewartet, ein EKG und ein Kontroll-EKG angefertigt. All dies wird getan, um größtmögliche Sicherheit zu gewährleisten. Andererseits wird auch die Zeit, die maximal zwischen den ersten Infarktanzeichen und dem Beginn der Lyse verstreichen darf, kontinuierlich nach oben gesetzt. Waren es ganz früher einmal 4 Stunden, so wurde diese Zeit über 6 und 12 auf jetzt unter bestimmten Umständen schon 18 Stunden erhöht. Deswegen erübrigt sich eigentlich eine Diskussion, ob die Lyse schon im NAW beginnen sollte: Sie sollte es nicht!!

Derzeit gibt es 3 Medikamentengruppen, die eine Thrombolyse bewirken:

- Streptokinase,
- Urokinase,
- Gewebs-Plasminogen-Aktivator.

Streptokinase

Im Körper entsteht bei der Bildung eines Blutgerinnsels (Thrombus) aus Fibrinogen Fibrin. Dies geschieht im Körper sekündlich überall. Es wird allerdings auch selbst wieder aufgelöst dadurch, daß Plasmin diese Fibrin-stücke wieder auflöst (Abb. 16).

Streptokinase (ein aus Streptokokken gewonnener Stoff) selbst ist nicht wirksam, sondern bindet die Vorstufe des Plasmins (Plasminogen) aktiviert es dadurch und es kommt zu einer sehr raschen Auflösung aller noch erreichbaren Fibrinkomplexe (ältere Komple-

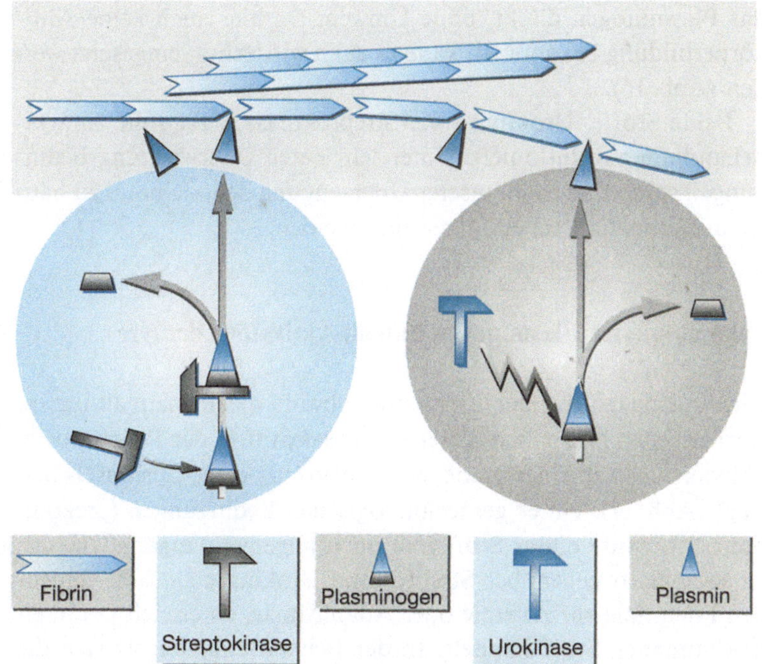

Abb. 16. Wirkung von Strepto- und Urokinase

xe werden wegen ihrer „Organisation" nicht mehr erreicht). Da Streptokinase also ein bakterielles Eiweiß ist, kann es leicht zu Unverträglichkeiten kommen. Außerdem lagern sich Antikörper an die Streptokinasemoleküle an, so daß sie nach einiger Zeit ihre Wirkung verlieren. Sollte eine Wiederholung der Behandlung nach kurzer Zeit notwendig werden, so kann Streptokinase nicht mehr genommen werden.

Urokinase

Dies ist ein menschlicher Stoff, der aus menschlichen Nierenzellkulturen gewonnen wird. Urokinase selbst ist wirksam, es aktiviert das Plasminogen direkt, ohne Umweg. Da hier auch keine Antikörperbildung bekannt ist, kann es auch wiederholt eingesetzt werden (Abb. 16).

Beide Stoffe, Urokinase wie Streptokinase, haben die Infarktbehandlung revolutioniert. Unter sehr guten Überwachungsbedingungen sollten sie nach unserer Überzeugung lieber einmal zu häufig als einmal zu selten angewandt werden.

Rekombinierter Plasminogen-human-Aktivator (*Actilyse*)

Dies ist eine relativ neue Erfindung, obwohl das Prinzip alt ist. Im Körper selbst bildet sich dieser Gewebsaktivator, der Plasminogen aktiviert, also zu einer schnelleren Auflösung eines Gerinnsels beiträgt (Abb. 17). Unter gentechnologischen Bedingungen („rekombiniert") wurde dieser Stoff nun auch allgemein zugänglich.

Vorteilhaft gegenüber Strepto- und Urokinase sind die fehlenden Potentiale zur Allergie oder Anaphylaxie, da es sich ja um einen humanen Stoff handelt. In der Behandlung steigert sich die Konzentration um über das 1.000fache der normalen Konzentration.

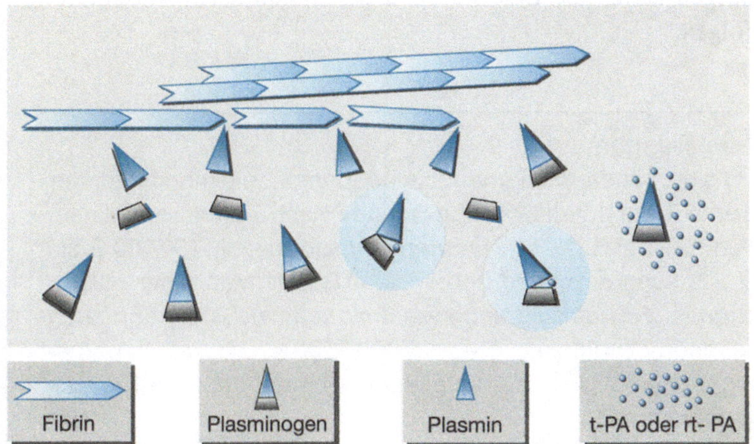

Abb. 17. Wirkung von rt-PA

Mit *Eminase* liegt noch ein neueres Präparat vor, das über eine Komplexbildung aus Streptokinase und Plasminogen wirkt. Erst dann ist es wirksam mit einer gegenüber allen anderen besprochenen Medikamenten erheblich längeren Halbwertszeit, die bei etwa 1,5 – 2 h liegt (Strepto- und Urokinase haben eine HWZ von etwa 15 – 30 min).

Unter einer Lyse kann eine Wiedereröffnung verschlossener Gefäße in 60 – 80% erwartet werden, abhängig vom Alter des Geschehens. Völlig risikolos ist dieses Verfahren natürlich nicht, denn in der Wirkzeit sind ja sämtliche Gerinnungsmechanismen des Körpers außer Kraft gesetzt. Deshalb **darf eine Lyse nicht durchgeführt werden:**

- nach einer Operation,
- nach einer Verletzung im Bereich des Kopfes (stumpfes Schädel-Hirn-Trauma),
- bei bekannten Magen- oder Zwölffingerdarmgeschwüren,
- bei Schwangerschaft kurz vor Geburtstermin,

Dagegen kann eine Lyse während der monatlichen Regelblutung erfolgen.

> **Dosierungen:**
> Es gibt Standardschemen (die bequemen, die man hinter der Tür auf der Intensivstation schnell noch einmal nachlesen kann), so z.B. 1,5 Mio E Streptokinase, davon 750000 E als Bolus schnell vorweg und 750000 E innerhalb einer halben Stunde. Wer es sich unbequem machen will, der kann auch rechnen: Urokinase etwa 3500–4500 E pro kg Körpergewicht als Bolus, dann die gleiche Menge über eine Kurzzeitinfusion.
> *Actilyse* wird mit 10 mg zu Anfang innerhalb von 2 min intravenös gegeben, dann folgen etwa weitere 80 mg.

Antikoagulanzien

> Antikoagulanzien sind Medikamente, die der Blutgerinnung entgegenwirken, also eine „Verklumpung" (= Koagulation) des Blutes verhindern helfen.

Es gibt 2 verschiedene Typen von Antikoagulanzien:

- *direkt wirkende* Antikoagulantien, die direkt auf die Gerinnungsfaktoren wirken, und
- *indirekt wirkende* Stoffe, die in die Bildung von Gerinnungsfaktoren hemmend eingreifen.

Direkt wirkende Antikoagulanzien

Dazu zählen wir insbesondere *Heparine*. Heparin inaktiviert verschiedene Gerinnungsfaktoren dadurch, das es einen Komplex bildet und die Thrombin-wirkung aufhebt. Abzulesen ist die richtige Einstellung in der sogenannten *PTT*, die auf etwa das Doppelte (also ca. 80 sec) ansteigen sollte.

Heparin kann auch zur Dauerprophylaxe im Krankenhaus oder auch zu Hause verabreicht werden. Leider gibt es diesen Stoff noch nicht als Tablette, so daß die für jeden unangenehmen Spritzen zur Zeit noch erfolgen müssen. Es gibt verschiedene Zubereitungsformen, in der Kardiologie kommt aber ausschließlich das reine Heparin ohne Zusatz von gefäßverengenden Bestandteilen zum Einsatz.

Dosierung:
Zur Prophylaxe wählt man eine niedrige Dosis (auf medizinerdeutsch: „low dose heparine"), etwa 2 mal 7500 E pro Tag, während die Behandlung im akuten Infarkt etwa 24000 bis 30000 E pro Tag benötigt. Die Prophylaxe wird durch *subkutane* Injektionen bewirkt, die Dauerbehandlung erfolgt *intravenös*.

Indirekt wirkende Antikoagulanzien

Als Prototyp der dieses Typs gelten *Vitamin-K-Antagonisten*. Am bekanntesten sind wohl das Phenprocoumon (*Marcumar*, nicht zu verwechseln mit *Madopar!*) sowie Acenocoumarol (*Sintrom*). Warfarin (*Coumadin*) gehört ebenfalls in diese Gruppe.

Alle Stoffe wirken dadurch, daß sie die Wirkung des Vitamin K, das unter anderem zur Umwandlung von einer Vorstufe des Prothrombins in Prothrombin benötigt wird, aufheben.

Unterschiede gibt es hinsichtlich der Halbwertszeiten: Sind sie bei *Sintrom* mit 24 h und *Coumadin* mit 10 h noch als mittellang einzuschätzen, so ist die HWZ bei *Marcumar* mit 150 h doch recht lang. Nur muß man das wissen, eine Einstellung kann natürlich mit allen Medikamenten erfolgen. Errechnet wird die richtige Dosierung nach dem sogenannten Quick-Wert, der bei etwa 18–22% liegen solle.

> Ganz wichtig zur Verhinderung von Thrombenbildung ist eine Dauermedikation. Patienten nach Infarkt oder schon bei einer instabilen Angina pectoris werden lebenslang mit einem **Thrombozytenaggregationshemmer** behandelt.

Diese Medikamente sollen ein Verkleben der Blutplättchen, der „Thrombos", wie die Thrombozyten mit Spitznamen heißen, verhindern. Wirkmechanismus ist hier der, daß der Wirkstoff Azetylsalizylsäure (*Aspirin*) in den einzelnen Thrombozyten eindringt und dort die Bildung des Wirkstoffs Thromboxan A_2 unwiderruflich (irreversibel) hemmt. Dieses Thromboxan hat im Körper 2 Funktionen, die bei Blutungen sehr wichtig sind, bei arteriosklerotischen Gefäßen[18] aber nicht so schön sind: Sie führen

- zu einer Verklumpung von Blutplättchen (Thrombozytenaggregation) und gleichzeitig auch
- zu einer Engstellung der Gefäße.

Eine Hemmung des Thromboxans trägt also zu einem besseren Fließen des Blutes bei (die Patienten sprechen oft von einer „Blutverflüssigung").

Nicht gewollte Wirkungen sind die Blutungsgefahr (Infarktpatienten haben auch oft gleichzeitig hohen Blutdruck) sowie die

---

[18] Wir benutzen hier verschiedene Ausdrücke, die aber eigentlich das gleiche aussagen: Eine „Arteriosklerose" hat ihre Ursache in einer „Atherosklerose", das heißt eine sklerosierte („verkalkte") Arterie wird verursacht durch Atherome, kalkige Gefäßplaques, die eben auch zu einer Sklerose führen. Wer mehr die Folgen betonen will, spricht von einer Arteriosklerose, wer Wert legt auf die Ursachen, von einer Atherosklerose.

Schädigung der Magenschleimhaut. Deswegen wurde lange darüber gegrübelt, wie man diese lebenswichtige Behandlung verträglicher gestalten kann. Während noch vor einigen Jahren 500 mg Aspirin täglich für diesen Bereich gegeben wurden, waren es kurz darauf nur noch 300 mg, heutzutage sind es bei uns in Deutschland noch 100 mg (in der ehemaligen DDR lag die Dosis bei 75 mg), in vielen skandinavischen Ländern 75 mg, in England ist man bereits bei 50 mg täglich angelangt. Es gibt schon Untersuchungen, die die gleiche Wirkung bereits bei einem einzigen Milligramm bestätigen. Daraus können wir sehen, daß offensichtlich die Dosis des Aspirins nicht so wichtig ist, sondern die Tatsache, daß es überhaupt genommen wird.

Wenn die Blutplättchen nun *irreversibel* geschädigt werden, so müßten wir doch für unser Leben nach einer Tablette Aspirin genug haben...? Da Thrombos etwa 10 Tage lang leben, also jeden Tag ein Zehntel der Gesamtmenge ersetzt wird[19], ist auch nach 10 Tagen die Wirkung des Aspirins verpufft. Oder andersherum: Ist ein „aspirinisierter" Patient für eine Operation vorgesehen, so muß er zehn Tage vorher das Aspirin absetzen, um Blutungen zu vermeiden.

Bei Aspirin-Unverträglichkeiten gibt es auch eine Ausweichmöglichkeit mit einem Medikament, das früher den Dialyse-Patienten vorbehalten war: es handelt sich um das Ticlopidin (*Tyklid*). Hier haben wir es einfach, den Wirkmechanismus darzustellen: er ist nämlich zur Zeit noch gar nicht bekannt. Nachgewiesen ist jedoch eine dem Aspirin gleichwertige Wirkung hinsichtlich der Thrombozytenaggregationshemmung. Nebenwirkungen im Bereich des Magen-Darm-Traktes treten auch auf, aber wohl geringer.

---

[19] Hat sich eigentlich schon jemand diese gewaltige Menge vorgestellt? Vorausgesetzt wir haben etwa 250 000 Thrombos pro µl Blut, so hätten wir bei einem etwa 75 kg schweren Menschen jeden Tag 150 000 000 000 Thrombos zu ersetzen ... **jeden Tag!!**

Da die Medizin ja in vielen Fällen zur reinen Statistik heruntergekommen ist, wird auch viel veröffentlicht. Kürzlich gab es im wohl bedeutendsten deutschen Medizinfachblatt eine Untersuchung, die belegte, wie wenige Schäden Ticlopidin im Vergleich zur Azetylsalizylsäure mache. Eine gleiche Anzahl Patienten wurde mit Aspirin und mit Tyklid behandelt, alle wurden am Anfang und Ende der Untersuchung gastroskopiert und siehe da: Unter der Ticlopidin-Gruppe gab es erheblich weniger Schleimhaut-Veränderungen. Zwangsweise Folgerung: Leute, nehmt das *Tyklid,* ein zum Leidwesen der Krankenkassen entsetzlich teures Medikament[20].

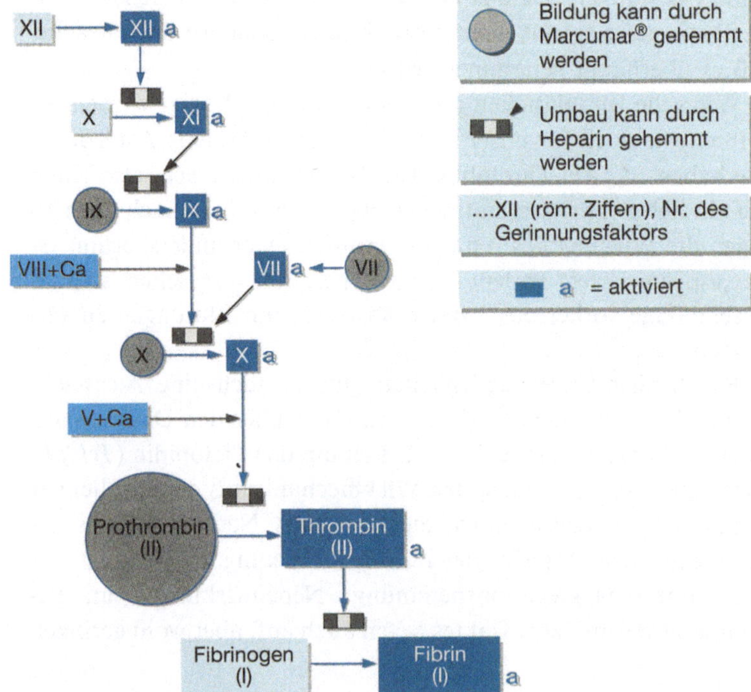

Abb. 18. Gerinnungskaskade und therapeutische Angriffspunkte

---

[20] Es ist, mit einem 100-mg-Präparat von Azetylsalizylsäure verglichen, gleich **73mal so teuer!!**

Wenn man diese Untersuchung aber nur kurz überflog, bekam man das Wichtigste überhaupt gar nicht mit: Die Patienten mit Aspirin bekamen immer noch **300 mg** pro Tag, also eine nur noch als historisch zu wertende Dosierung, die ja gerade wegen der bekannten Schleimhautveränderungen schon lange verringert wurde.

In einem Büchlein über herzwirksame Pharmaka auch alle gerinnungshemmenden Stoffe ausführlich mitzubesprechen, könnte wohl manchem zu weit gehen. Deswegen war dies hier nur eine kurze Darstellung der Wirkweise, zur Orientierung. In Abb. 18 ist das noch einmal kurz dargestellt.

Pflegerische Bedeutung

Die pflegerische Bedeutung ergibt sich eigentlich schon aus der Darstellung der unerwünschten Wirkungen. Da eine Blutungshemmung häufig genug zu einer Blutungsbereitschaft führen kann, muß pflegerisch darauf geachtet werden. Das fängt schon mit solchen „Kleinigkeiten" an, daß den Patienten feste, trittsichere Schuhe bei den ersten Gehübungen angezogen werden müssen. Rutschen die von uns Betreuten nämlich aus, können sie sich leicht die Sprunggelenke verletzen (zerren z. B.), was natürlich zu einem großen Gelenkerguß führen kann. Weiter ist, besonders bei nächtlich verwirrten Patienten auf eine optimale Sicherung zu achten, damit sie nicht nachts aus den Betten fallen und riesige Blutergüsse erleiden. Notfalls muß beim Zähneputzen geholfen werden, wer nach einiger Zeit nämlich noch nicht wieder so gelenkig ist, der schrubbt sich das Zahnfleisch unter Umständen ganz schön blutig. Auf besondere Speisen („Markumar-Diät") braucht heutzutage allerdings keine Rücksicht mehr genommen zu werden.

Medikamente gegen Rhythmusstörungen des Herzens (Antiarrhythmika)

Störungen des Herzrhythmus

Das dicke Ende kommt am Schluß! Wir kommen nämlich jetzt zum wohl schwierigsten Kapitel in der gesamten Kardiologie, der Erkennung und Behandlung von Herzrhythmusstörungen. Schwierig deshalb, weil wir einerseits Probleme in der Erkennung und der Zuordnung von Störungen der Regelmäßigkeit der Herzschlagfolge haben, andererseits müssen wir auch seit 1989, seit der bekannten „CAST-Studie", sehen, daß sich die gesamte Sicht der Behandlung von Rhythmusstörungen grundlegend verändert hat.

CAST ist eine englische Abkürzung und steht für „Cardiac Arrhythmia Suppression Trial", also eine Untersuchung über Behandlung von Herzrhythmusstörungen. In dieser Untersuchung gab es ganz merkwürdige und alles bisher Bekannte auf den Kopf stellende Ergebnisse, nämlich insofern, als unter der Behandlung mit Medikamenten plötzlich weniger Leute überlebten als ohne Behandlung.

Bei der Planung für diese Untersuchung ging man davon aus, daß innerhalb des Untersuchungszeitraumes von 3 Jahren etwa 11% der Patienten ohne Behandlung, also die sogenannte „Placebogruppe", sterben würden. Nach knapp 1 Jahr aber stellte man überrascht fest, daß lediglich 1% der Patienten ohne Behandlung gestorben war. Wie war das zu erklären?

Die zu erwartenden Todesfälle wurden noch aus einer Zeit errechnet, in der es unmöglich war, ein einmal verschlossenes Herzkranzgefäß wieder zu eröffnen. Mittlerweile gehörte diese Behandlung allerdings schon zur Routine, so daß fast alle der „Plazebopatienten" davon profitiert hatten. Weiter wurden in der „Behandlungsgruppe" auch Patienten mit Antiarrhythmika versorgt, die nach unserer auch schon damaligen (1988/89)

Auffassung überhaupt keine solchen Medikamente hätten bekommen müssen. Mit anderen Worten: die Behandlungsgruppe war unwissentlich „zu krank", die Kontrollgruppe „zu gesund".

Wie dem auch sei: Durch diese Untersuchung wissen wir, daß eben nur wenige Patienten von einer Behandlung mit Antiarrhythmika profitieren – und **das** ist das wichtige Ergebnis.

Erkennen und Behandeln sind also in diesem Fall schwierig, und gerade diese beiden Punkte machen ja eine gute Medizin aus.

Den Herzschlag können wir dort messen, wo wir einen *Puls* tasten können.

Ein Puls (von lat. pulsus: Schlag, Stoß) ist die Ausdehnung einer Arterie durch die vom Pumpen des Herzens weitergeleitete Blutwelle.

Wir können am besten einen Puls messen

- über der *A. radialis,* etwa zweifingerbreit über dem Handgelenk auf der Seite der Speiche;
- über der *A. carotis,* der Halsschlagader, wo wir ihn etwa in der Mitte des „Kopfwenders" (dem Muskel mit dem herrlichen Namen Musculus sternocleidomastoideus) Richtung Schildknorpel tasten können;
- über der *A. femoralis* etwa in der Leiste;
- über der *A. dorsalis pedis* auf dem Fußrücken und
- über der *A. tibilais posterior* hinter dem Innenknöchel.

Wir nennen einen Puls dann unregelmäßig, wenn wir eine Störung der Regelmäßigkeit des Herzschlages feststellen. Dies ist die **Arrhythmie** im eigentlichen Sinne. Sollte der Puls unter eine Zahl von 60 Schlägen in der Minute sinken, so sprechen wir von einer **Bradykardie** (griech. bradys: langsam), als **Tachykardie** (griech. tachys: schnell) bezeichnen wir eine Pulsschlagfolge von mehr als 100 Schlägen pro Minute. Kombinationen aus beiden wären dann die **Bradyarrhythmie** und die **Tachyarrhythmie.**

Hier wollen wir uns vornehmlich um die Arrhythmie im eigentlichen Sinne kümmern, Brady- und Tachykardien wollen wir nur am Rande behandeln.

Die normale Erregungsausbreitung am Herzen

Wie wir bei der Besprechung der sogenannten Kalziumantagonisten schon gesehen haben, hängen elektrische Erregung und muskuläres Zucken ganz eng zusammen. Ein elektrisch gereizter Muskel wird immer zucken, sogar in einem „freien Präparat", also nach der Herauslösung aus dem Körper. Das weiß jeder, der in seiner Freizeit gerne an alten Lampen werkelt oder seine Spielzeugeisenbahn aufbaut, der wird nämlich schon den einen oder anderen „Schlag" bekommen haben.

Dem Erregungsablauf am Herzen liegt ein **Automatismus** zugrunde, das heißt, das Herz könnte auch ohne dazugehörigen Körper schlagen. Ursprung der normalen Erregung ist der **Sinusknoten** am Herzen, der deswegen so heißt, weil er innerhalb des rechten Vorhofs am Eintrittspunkt der Venen (Sinus) liegt[21]. Von hier führt eine Leitungsbahn in die Nähe der Herzscheidewand, des Septums. Etwa dort, wo die Grenze zwischen Vorhöfen und Kammern liegt (der atrioventrikulären Grenze), befindet sich der sogenannte **AV-Knoten**. Dieser AV-Knoten besteht aus 3 verschiedenen Ebenen, hier wird der vom Sinusknoten kommende Impuls erst einmal gebremst, sozusagen sortiert, bevor er nach Verlassen des AV-Knotens in die Kammern losgelassen werden kann. Nach dieser Bremsung im AV-Knoten wird der elektrische Impuls dann in einem Faserbündel weitergeleitet. Dieses Bündel heißt zu Ehren sei-

---

[21] Sinus heißt wörtlich *Busen*, mehr aber im Sinne von Meerbusen, Einbuchtung, Einmündung, als im ansonsten besser bekannten Sinne – wobei Busen als Ausdruck auch häufig falsch benutzt wird: er ist nämlich der **Zwischenraum** zwischen den beiden Brüsten sowohl bei der Frau als auch beim Manne.

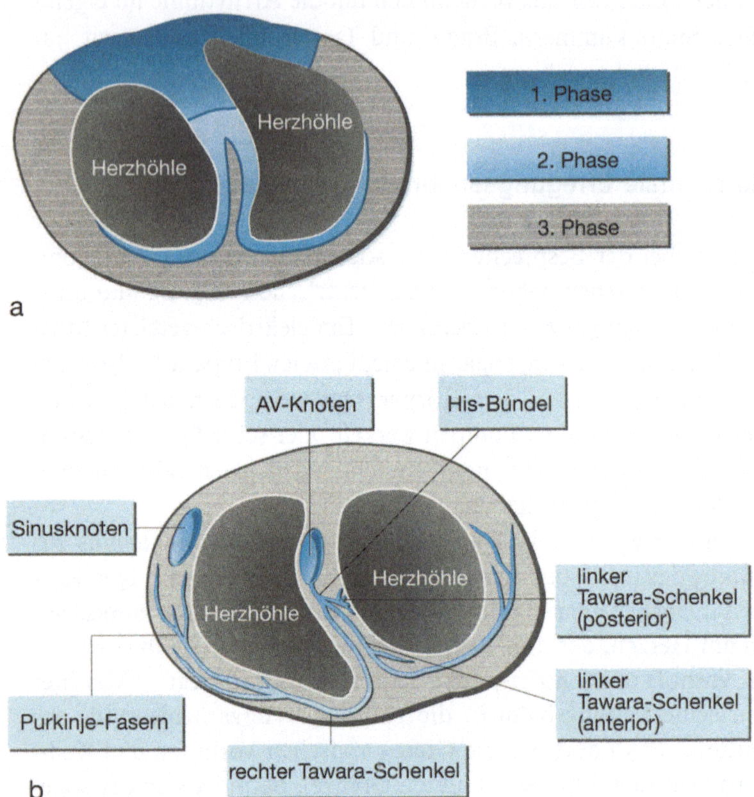

Abb. 19. Darstellung der Erregungsabläufe

nes Entdeckers **His**-Bündel. Es ist gar nicht ein bestimmtes Nervenbündel, sondern eher eine Ansammlung spezialisierter Herzmuskelzellen. Das His-Bündel geht nach kurzer Wegstrecke in sich teilende Fasern über, den (ebenfalls nach ihrem Entdecker benannten) **Tawara-Schenkel** über. Der eine Schenkel versorgt des rechte Herz, der andere, sich sogar noch einmal teilende das linke Herz. Diese beiden Strukturen nennet man **anterioren und poste-**

rioren (vorderen und hinteren) **Faszikel**[22]. Hier ist dann die eigentlich Wegstrecke der größeren Leitungen zu Ende, es führen dann noch direkte Fasern, die **Purkinje**- Fasern in die einzelnen Herzabschnitte (Abb. 19).

Etwas müssen wir uns noch als besonders merken: Für alle anderen Bereiche brauchen wir eine bestimmte Verbindung zwischen Nerv und Muskel, die sogenannte motorische Endplatte. Dies ist beim Herzen nicht der Fall. Herzmuskelzellen sind so umgebaut, daß sie eine Erregung wie eine spezielle Nervenfaser weiterleiten können. Man nennt dies auch ein **Synzytium**. Dies kann enorme Vorteile, aber auch grandiose Nachteile für das Herz haben: Betont werden muß nämlich, daß jede einzelne Herzmuskelzelle für sich genommen ein eigenes Erregungszentrum bilden kann, wenn bestimmte Bedingungen erfüllt sind. Im Klartext heißt dies, jede Herzmuskelzelle kann Ausgangspunkt einer Herzrhythmusstörung sein.

EKG – wichtigstes Hilfsmittel

Wer hätte wohl gedacht, daß unser EKG schon deutlich über 100 Jahre alt ist? Bereits 1887 experimentierte der Engländer August **Waller** über „Elektromotorische Erscheinungen am menschlichen Herzen", über die er zwei Jahre später beim 1. Internationalen Kongreß für Physiologie in Basel berichtete. Zuhörer der Vorträge und Experimente von Waller war der Holländer Wilhelm **Einthoven.** Offensichtlich haben die Vorträge Wallers den jungen Einthoven (er war zu diesem Zeitpunkt erst 27 Jahre alt) so beeindruckt, daß er dieses Gebiet wissenschaftlich nie wieder verlassen hat. Bei

---

[22] Faszikel heißt eigentlich auch nur Bündel, wir können uns das an dem Symbol der italienischen faschistischen Partei merken, das ein Bündel von Pfeilen und Beilen aufweist, das sogenannten Liktorenbündel (wie es die römischen Wächter früher trugen). Daher kommt auch der Ausdruck: Bündel heißt auf italienisch **fascio.**

den ersten Untersuchungen ließen sich in der Herzstromkurve 4 Spitzen darstellen, die die damit beschäftigten Forscher A, B, C und D benannten. Einthoven war sehr bescheiden, er fand bald schon 5 regelmäßig wiederkehrende Spitzen und vermutete noch mehr, wenn die Apparaturen genauer seien. Er benannte diese Spitzen deshalb ebenfalls nach alpbabetisch geordneten Buchstaben, nahm sie allerdings aus der Mitte des Alphabets, damit man ohne Probleme noch weitere Zacken und Spitzen bezeichnen könne. Damit wurden sie so benannt, wie wir sie heute noch kennen: nämlich P, Q, R, S und T.

Nun war das EKG zu früheren Zeiten mit Sicherheit etwas anders gebaut als heute, die kleinen transportablen Kästen mit Rädern und Akku sah man früher nicht. Auch die Anfertigung dauerte längere Zeit und erforderte erheblich mehr Personal als heute. Das erste EKG, noch **Saitengalvanometer** genannt, wog etwa 270 kg, war untergebracht in 2 nebeneinander liegenden Räumen und benötigte 5 Personen zur Bedienung. Zudem gab es auch noch nicht die praktischen (und die Umwelt erheblich belastenden!!) Klebeelektroden, sondern der Patient wurde mit kalten Tüchern eingeschlagen und mußte ein Bein oder einen Arm in eine bestimmte Lösung stellen und wurde mit meterlangen Kabeln verdrahtet. Dennoch, das EKG hat sich bis heute als das wichtigste und unersetzliche Instrument zur Erfassung von Rhythmusstörungen gehalten. Einthoven bekam für diese wissenschaftliche Pioniertat 1924 den Nobelpreis verliehen. Im EKG sehen wir verschiedene Abschnitte, die den elektrischen Aktivitäten des Herzens entsprechen[23].

---

[23] Eine Erklärung des EKG an dieser Stelle würde sicherlich zu weit führen, stattdessen möchten wir auf das Buch von Dubin (1991) verweisen, in dem das EKG in Schrittprogrammen gut erkärt wird.

Störungen der normalen Erregungsleitung

Das Herz bietet normalerweise einen deutlichen Schutz gegen zu früh einfallende Erregungen, egal aus welcher Richtung sie kommen. Nachdem sich die Herzmuskelzelle entladen hat (man nennt dies „Depolarisation"), muß es zu einer Wiederaufladung kommen (die „Repolarisation" – die beiden Wörter bezeichnen die elektrische Eigenschaft der Polarität: zwischen 2 unterschiedlich geladenen Polen herrscht eine Spannung, die entspannt, also *de*polarisiert, und wieder gespannt, entsprechend *re*polarisert werden kann; Abb. 20). Hier in dieser Phase ist es normalerweise so, daß ein automatischer Schutz besteht. Die Herzmuskelzelle ist für eine bestimmte Zeit überhaupt nicht und für eine weitere Zeit nur unter vermehrter Spannung erregbar. Man nennt diese Zeiten

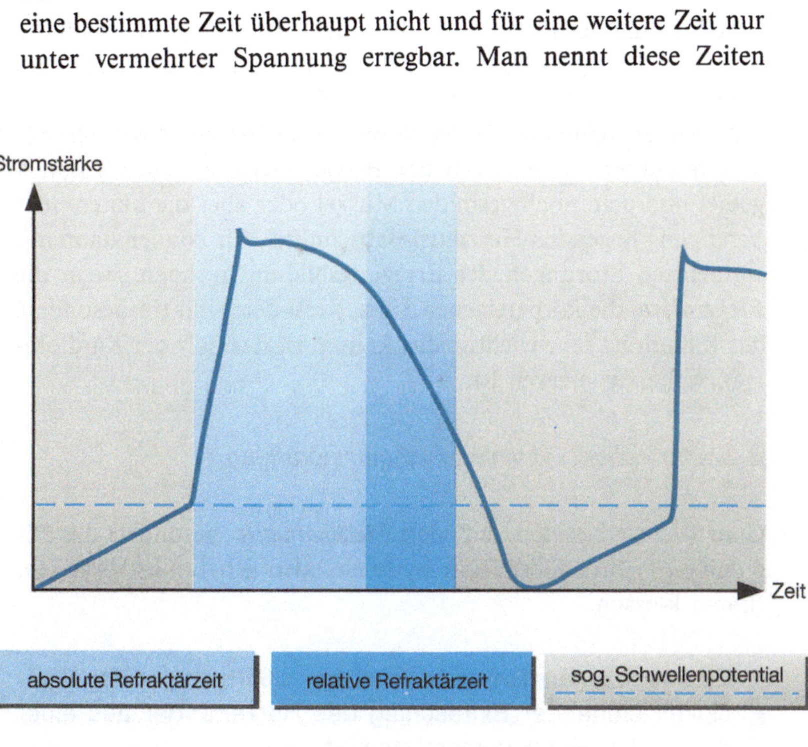

Abb. 20. Erregung und Repolarisation, Refraktärzeiten

absolute und *relative Refraktärzeiten*. Kommt es, aus welchen Gründen auch immer, zu einer erneuten Erregung noch vor Erreichen des Normalschlags, so wird eine Rhythmusstörung die Folge sein.

Wir unterscheiden:

- Störungen der Erregungs**bildung** und
- Störungen der Erregungs**leitung**.

Störungen der Erregungsbildung

Eine Störung der Erregungsbildung liegt vor, wenn außerhalb des normalen Erregungszentrums noch neue Auslöser auftreten.Dies kann besonders dann passieren, wenn das Herz *hypoxisch* ist, also unter Sauerstoffmangel leidet, wenn wir eine *ischämische Zone* haben, hierunter verstehen wir den Bereich zwischen einem Infarktgebiet und dem noch gesunden Muskel oder aber die hinter einer Verengung liegenden Herzmuskelabschnitte. Wir können dann mit vermehrten Störungen der Erregungsbildung rechnen, wenn die *Elektrolyte*, die körpereigenen Salze, verändert sind (insbesondere das Kalium ist sehr wichtig: das Kalium ist das Salz der Kardiologie), wobei zu merken ist:

■ *wenig Kalium – viele Rhythmusstörungen*

Ganz wichtig ist auch, daß viele *Medikamente*, besonders das Digitalis, zu vermehrten Extrasystolen, also Rhythmusstörungen, führen können.

Eine *ventrikuläre Extrasystole* ist ein außerhalb der Regelmäßigkeit stehender Extraschlag des Herzens, der aus einer der beiden Herzkammern stammt.

Eine *supraventrikuläre Extrasystole* ist ein Extraschlag des Herzens mit einem Ursprung oberhalb der Kammern (supraventrikulär), meist im Bereich vor oder im AV-Knoten.

Störungen der Erregungsleitung

Unter diesem Begriff fassen wir gar nicht so sehr Rhythmusstörungen zusammen, die aufgrund neu hinzugekommener Schläge eintreten.

Darunter sind eher Störungen zusammengefaßt, die durch eine *Verzögerung* auf den normalen Bahnen auftreten. Wir können es uns so vorstellen, daß eine *Bradykardie* gerade dann auftritt, wenn die Bremserfunktion des AV-Knotens so stark geworden ist, daß eine Überleitung nur noch sehr selten oder vielleicht auch gar nicht vonstatten geht.

Ein Beispiel für eine Störung der Erregungsleitung ist der sogenannte *AV-Block*, eine Verzögerung bis komplette Aufhebung der Bahnen zwischen Sinus- und AV-Knoten. Wir können alle diese Möglichkeiten im EKG direkt nachweisen.

Eine ganz anders geartetete Störung der Erregungsleitung ist die sogenannte ***Reentrytachykardie***. Mit diesem lateinisch-amerikanisch-griechischen Wort, das auch von Deutschen verstanden sein will, bezeichnen wir eine „Kreiselerregung" (dieses Wort ist doch auch eingängig, warum benutzt es keiner?). An einer Verzweigungsstelle von Leitungsbahnen kann es durchaus vorkommen, daß in einem Bereich die Stromleitung in normaler Richtung (anterograd) blockiert wird, die Erregung läuft dann einen anderen Weg entlang und wird sich „von hinten" (retrograd) an die blockierte Stelle herantasten. Ganz merkwürdig beim Menschen ist nun, daß die retrograde Erregung eine andere, meist erheblich kürzere Refraktärzeit hat (etwa wie eine Straße, auf der die eine Fahrbahn mit holperigem Kopfsteinpflaster belegt ist und damit zum langsamen Fahren zwingt, während die andere Fahrbahn rich-

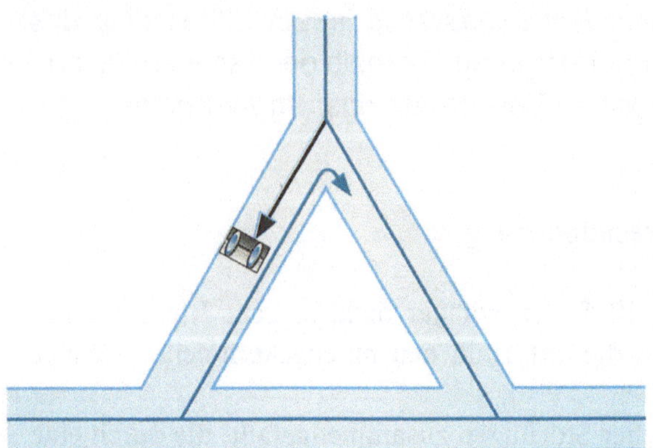

Abb. 21. Reentry-Mechanismus

tig schön asphaltiert ist). Dadurch kommt es zu einer frühzeitigen Erregung, die wiederum die nicht blockierten Bahnen wählt und sich damit *selbst unterhält.* Die Erregung kreiselt und ist dadurch sehr schnell − eben die Reentrytachykardie. Diese Form kann zu lebensbedrohlichen Zuständen führen. Bekannteste Krankheitsbilder einer vorzeitigen und dann kreiselnden Erregung sind das WPW-Syndrom oder auch das LGL-Syndrom.

Die Großbuchstaben kürzen jeweils die Namen der hiermit befaßten Forscher ab: Louis **Wolff**, John **Parkinson**, Paul **White**, Bernard **Lown**, Samuel **Levine** und William **Ganong.** Damit es noch komplizierter wird: Das WPW-Syndrom heißt auch gelegentlich Kent-Syndrom, weil es seine Erregung über das **Kent**-Bündel laufen läßt, wobei der Engländer Kent dieses Bündel zuerst entdeckt hat, als er zusammen mit Einthoven das Saitengalvonometer ... aber das würde nun wahrhaftig zu weit führen[24].

---

[24] Den politisch Interessierten ist sicherlich Bernard Lown noch anders bekannt. Er ist nämlich Nobelpreisträger, allerdings nicht für Medizin, sondern Träger des Friedensnobelpreises, den er als Gründer und Präsident für die Vereinigung „Internationale Ärzte zur Verhütung des nuklaren Krieges − IPPNW" 1985, nur 5 Jahre nach der Gründung erhielt.

Kombinierte Störungen

Übel kann es dann werden, wenn wir aufgrund einer Erregungsbildungsstörung, die auch noch auf eine gestörte Erregungsleitung stößt, vor einer Mischform dieser beiden Erkrankungen stehen. Als absolutes Paradebeispiel hierfür dürfen wir die sogenannte *Kammertachykardie* anführen. Eine Kammertachykardie ist immer lebensbedrohlich aus 2 Gründen:

- Zum einen ist die Beherrschung der sich selbst unterhaltenden Erregung sehr schwierig, es kommt also nicht mehr zu einem regelhaften Ablauf der Herzerregung. Auch eine *Defibrillation* bringt nicht immer den gewünschten Erfolg (Bei der Defibrillation wird dem Herzen ein Stromschlag in der Hoffnung versetzt, einen vorübergehenden Herzstillstand zu erreichen, nach dem sich dann das Herz wieder im normalen Rhythmus bewegt).
- Zum anderen ist das mechanische Pumpvermögen durch das schnelle Herzschlagen natürlich bis auf Null herabgesetzt, das Herz kann sich bei Frequenzen um 300 Schlägen/min natürlich nicht mehr füllen und deswegen auch nichts mehr auswerfen.

Kombinierte Störungen treten besonders bei Patienten mit länger zurückliegendem Herzinfarkt auf. Man muß sich das etwa so vorstellen, daß der Bereich um die Infarktnarbe ohnehin anfälliger ist für Rhythmusstörungen. Ein Infarkt ist ja nie scharf abgegrenzt: hier totes, dort gesundes Gewebe (Die Trennung wie bei einem Fenster: draußen Winter, drinnen warm, gibt es eben nicht). Es gibt eine „Grauzone" mit mäßig durchblutetem und mäßig gesundem Gewebe. Hier kann spontan eine Rhythmusstörung auftreten, die dann im Bereich der näher am Infarktgebiet liegenden Herzmuskelfasern zu einer Kreiselerregung führen kann. Die Kammertachykardie ist eine der meistgefürchtetsten Komplikationen nach einem Herzinfarkt überhaupt.

Lown-Klassifikation

Der Amerikaner Bernard Lown hat in seinen Untersuchungen entdeckt, daß es bestimmte sehr schlimme („maligne") und andere absolut unauffällige („benigne") Rhythmusstörungen gibt. Er hat sie nach ihrer Behandlungsbedürftigkeit unterteilt. Ihm zu Ehren wurde diese Einteilung „Lown-Klassifikation" genannt. Es gibt 5 Grade:

Lown-Klassifikation

I. ventrikuläre Extrasystolen weniger als 30 pro Stunde
II. ventrikuläre Extrasystolen häufiger als 30 pro Stunde
III. ventrikuläre Exttasystolen unterschiedlichen Entstehungsortes („polymorphe VES")
IV. a) Couplets (zwei direkt hintereinander folgende VES)
IV. b) salvenartig auftretende VES (>3 VES)
V. R-auf-T-Phänomen (VES, die noch während der T-Welle des vorherigen Schlages beginnen)

Symptome der Rhythmusstörungen

Je nach Art und Dauer der Rhythmusstörungen können wir auch unterschiedliche Krankheitszeichen erkennen. Viele merken ihre Herzrhythmusstörungen gar nicht, vor allem dann, wenn sie nur selten auftreten. Andererseits kann auch nur eine einzelne Extrasystole sehr unangenehm sein, manche Patienten merken diesen Extraschlag richtig, als wenn es in der Brust knalle. Bei länger anhaltenden Rhythmusstörungen kann es zu einer Minderversorgung des Hirns kommen, also zu Schwindel, Schwarzsehen vor Augen bis hin zum Kollaps. Manche Patienten merken das Herzklopfen, Herzstolpern bis zum Herzjagen. Hinzu tritt sehr häufig ein Angstgefühl. Bisweilen kommt es während dieser Rhythmusstörungen natürlich auch zu einer geringeren Blutversorgung der Herzkranzgefäße, es kann also auch zur Angina pectoris kommen. Die schlimmste Komplikation kann bei einem vorgeschädigten Hirn der Schlaganfall sein. Gerade bei Alkoholikern, die neben ihrer Herzerkrankung („dilatative Kardiomyopathie") auch sehr häufig Hirnerkrankungen haben, können Rhythmusstörungen auch epileptische Krämpfe auslösen oder unterhalten. Insgesamt können also sehr vielfältige Symptome auftreten, Hauptkennzeichen ist aber immer eine aufgrund der durch die Störung bewirkten verminderten Pumpleistung des Herzens Minderdurchblutung von Herz, Hirn oder anderen Organen.

Rhythmusstörungen ohne Arryhthmien

Der Widerspruch in der Überschrift ist so zu erklären, daß wir als Rhythmusstörungen ja auch Tachy- und Bradykardien bezeichnen. Die *Sinustachykardie* ist unter Belastung, bei Aufregung und kleinen Kindern absolut normal, ja, fehlte sie, so wäre *dies* ein Hinweis auf eine Erkrankung. Natürlich können auch *Medikamente* wie Atropin, Katecholamine, Schilddrüsenhormone oder auch Nikotin und Koffein einen beschleunigten Herzschlag verursachen. Krankhaft ist die Sinustachykardie dann, wenn sie im Zusammenhang mit Fieber auftritt (dann ist sie zwar ein Krankheitszeichen, aber nicht wirklich die Erkrankung), im Schock, bei Blutungen oder Blutarmut, bei einem Überschuß an Schilddrüsenhormonen im Körper (Hyperthyreose), bei einer Herzinsuffizienz oder auch Lungenembolie. Sie gehört ebenfalls zum Guillain-Barré-Syndrom, einer Erkrankung aus dem Gebiet der Neurologie.

Das Ausmaß oder die Höhe der Tachykardie sagt etwas über die Schwere der zugrundeliegenden Erkrankung aus. Eine Normalisierung der erhöhten Herzfrequenzen setzt meist bei einer Behandlung der Grundkrankheit ein. So können wir bei einem Patienten mit Tachykardie, der im Schock liegt, über eine zusätzliche Gabe von Katecholaminen, die ja eigentlich noch für eine weitere Steigerung der Herzfrequenz sorgen, den Blutdruck erhöhen und damit die Frequenz senken.

Es gibt viele Formen weiterer Tachykardien. Wir unterscheiden sie grob in *ventrikuläre* und *supraventrikuläre Tachykardien*, wobei es sich meist dann um Tachyarrhythmien handelt. Im EKG sind diese Formen meist leicht voneinander zu unterscheiden. Aufpassen muß man dann, wenn gerade unter Belastung ein sogenannter „Ermüdungsblock" auftritt, wenn also die normale Erregungsleitung unter Belastung irgendwo blockiert wird. Im EKG sieht dies dann aus wie eine ventrikuläre Rhythmusstörung. (Um aber auch hier nicht zu weit auszuholen, sei noch einmnal auf das Buch von Dubin verwiesen.)

Auftreten können auch **Bradykardien**, wobei hier natürlich auch Medikamente ursächlich sein können (β-Blocker, Digitalis, bestimmte Psychopharmaka). Sportler haben wegen ihres trainierten Herzens auch häufig eine Bradykardie, die sogar in Ruhe bradyarrhythmisch sein kann. Ein Schilddrüsenhormonmangel führt gleichfalls zu einer Verlangsamung des Herzens. Krankhaft ist eine Bradykardie, wenn sie im Zusammenhang mit Erbrechen (wegen einer Reizung des Vagus), einem Herzinfarkt (dann ist meist Reizleitung oder -bildung mit betroffen), einer Schädel-Hirn-Verletzung (über eine Druckerhöhung im Hirn) oder auch wieder einem Guillain-Barré-Syndrom auftritt. Ein krankhafter Sinusknoten kann zu beidem, zu einer Brady- und einer Tachykardie führen.

Untersuchungen

Wegweisend für Rhythmusstörungen ist immer das *EKG*. Oft muß es sehr häufig wiederholt werden, bis man ein Ergebnis vorliegen hat, manchmal muß ein Patient deswegen an einen *EKG-Monitor* auf einer Intensiv- oder Überwachungsstation angeschlossen werden. Unerläßlich ist auch bei entsprechenden Hinweisen auf Vorliegen von Rhythmusstörungen die Anfertigung eines *Langzeit-EKG*, wobei hierbei einem Patienten ein walkman-ähnliches Gerät umgeschnallt wird und das EKG ca. 24 oder mehr Stunden abgeleitet wird.

Die *elektrophysiologische Untersuchung* ist eine invasive Untersuchung, d. h. dem Patienten wird ein Katheter bis ins Herz vorgeschoben und dann an Ort und Stelle ein EKG abgeleitet (z. B. das „His-Bündel-EKG"). Tochter dieser EPU ist die *programmierte Stimulation*, die verfahrensmäßig ähnlich arbeitet, nur daß jetzt gezielte Extrasystolen ausgelöst werden, um damit die Refraktärzeiten zu messen oder Kreisel-Erregungen darzustellen.

Symptomatische Behandlung

Neben der medikamentösen Behandlung, die wir noch weiter unten ansprechen wollen, gibt es weitere Möglichkeiten der Beeinflussung von Rhythmusstörungen.

Haben wir keine Ahnung, sehen wir also auf der Straße oder im Krankenbett nur jemanden mit aschfahlem Gesicht, dessen Herz rast, so hilft oft der *Karotisdruck*. Hintergedanke hierbei ist, daß durch Reizung des die Herzfrequenz senkenden N. vagus auch das Rhythmusgeschehen beeinflußt wird. Deswegen wird versucht, durch Druck auf den *Glomus caroticum*, ein Nervengeflecht etwa dort, wo wir den Puls der Arteria carotis tasten können, den Vagus zu aktivieren. Häufig kommt es dann zu einer Pulsverlangsamung und wieder zu einem normalen Sinusrhythmus. Dies ist eine einfache Notfallmaßnahme, die eigentlich jeder beherrschen müßte, der allein und selbständig arbeitet. Wir wüßten auch nicht, welche Schäden man damit anrichten könnte, sollte man sich darin getäuscht haben, ob eine solche Maßnahme gerechtfertigt war.

Bei langsamen Rhythmusstörungen, besonders dann, wenn sie mit Störungen der Erregungsleitung einhergehen, wird oft ein

Herzschrittmacher eingepflanzt. Es gibt mehrere Systeme, angefangen vom Uraltmodell mit fester, überhaupt nicht veränderbarer Herzfrequenz bis hin zum modernen *Flywheel*-System (Flywheel = Schwungrad), das sich durch eine körpereigen gesteuerte Frequenzanpassung auszeichnet. Welches System, welches Modell und auch wo die Implantation vorgenommen wird, ist häufig genug Glaubenssache.

Bei häufig auftretenden Kammertachykardien muß oft defibrilliert werden. Wie unpraktisch ist es da, immer den Defibrillator bei sich haben zu müssen, es sei denn, man ist schon mit der neuen Errungenschaft eines *implantierbaren Defibrillators* gesegnet. Dieses Gerät nimmt wie ein Langzeit-EKG alle Herzaktionen auf und kann sofort auf Rhythmusstörungen reagieren. Zwei Elektroden („Paddel") sind im Körper auf die Herzhaut genäht worden und leiten den Stromschlag augenblicklich weiter, wenn er benötigt wird.

Medikamentöse Behandlung
der Rhythmusstörungen

Bei der Besprechung der Antiarrhythmika müssen wir uns noch einmal vor Augen halten, daß die Erregung über elektrische Ströme vonstatten geht. Diese Ströme entstehen dadurch, daß plötzlich das sogenannte „Ruhepotential", womit wir die Spannung der Herzmuskelzelle in Ruhe bezeichnen, entladen, also *depolarisiert* wird. Dies geschieht bei der menschlichen (und übrigens auch tierischen) Zelle dadurch, daß das Natrium-Kalium-Gleichgewicht innerhalb der Zelle verändert wird.

Erinnern wir uns: Bei Messungen der Elektrolyte im Blut sehen wir einen etwa normalen Wert von Kalium, der bei 4,5 mmol/l liegt, und einen Normalwert von Natrium, der etwa 145 mmol/l umfaßt. In der Zelle sind diese Unterschiede fast genau andersherum. Es kommt dann zu einer Veränderung, wenn sich Natrium und Kalium gegeneinander „austauschen".

Wir können nun den Strom auf verschiedene Weise blockieren: Einerseits können wir den schnellen Einstrom in die Zelle hemmen, wodurch es eben nicht zu einer Entladung, sondern zu einem Weiterbestehen des Ruhepotentials kommt.

Ganz einfach dargestellt, können wir uns das so vorstellen, daß wir in Ruhe immer dann Hunger haben, wenn wir „das schnelle Einströmen" von Essen irgendwie verhindern. Verklebt uns jemand den Mund, werden wir weiterhin Hunger haben.

Weiter können wir das Ruhepotential insofern verändern, als eine stärkere Reizung notwenig wird, um zu einer Depolarisation zu gelangen.

Noch ein Vergleich aus dem täglichen Leben: Wir können eine Treppe wohl sehr leicht hochsteigen, wenn die einzelnen Stufen jeweils etwa einen Schritt hoch sind. Werden die Stufen aber immer größer und höher, so werden wir anfangs mehr Kraft brauchen, um weiter hochzusteigen, und irgendwann werden wir nicht weiter kommen.

Eine weitere Möglichkeit, eine Zelle weniger erregbar zu machen, besteht darin, die Dauer des „Aktionspotentials" zu verlängern. Hierunter verstehen wir die Dauer, die für einen kompletten Vorgang von Erregung, langsamer Entspannung bis hin zur Ruhe notwendig ist. Verlängern wir die Dauer des Aktionspotentials, so verlängern wir natürlich auch damit die Refraktärzeit (s. oben), in dieser Zeit ist die Zelle eben nicht für neue Reize ansprechbar.

Hier gibt es ein typisches Beispiel aus der Fußballzeit vor der sogenannten „Champion's League" (als es noch Verlängerung und Elfmeterschießen gab): Vor dem Fernseher sitzend und ein Europacupspiel von Werder Bremen betrachtend, ist wohl keiner für wie auch immer geartete Reize von außen ansprechbar. Das ändert sich natürlich mit dem Schlußpfiff. Wird das Spiel aber verlängert, so wird für die Zeit dieser Verlängerung natürlich auch jeder andere Reiz uninteressant: Er kommt nicht an.

Eine weitere Möglichkeit zur Unterdrückung von Erregungen außerhalb der Regelmäßigkeit ist das Prinzip der „Sympatholyse".

Hierunter verstehen wir eine Unterdrückung oder gar Aufhebung der Wirkung des sympathischen Nervensystems, speziell am Herzen des β-adrenergen Systems. Dieses Nervensystem ist ja zuständig für alles, was mit Flucht oder Angriff zu tun hat, eben deshalb auch zu einer Tachykardie führt[25].

Der Einfluß des sympathischen Nervensystems läßt sich etwa mit einem Auto vergleichen, dessen Fahrer den Gashebel bis zum Anschlag durchdrückt. Der Wagen heult auf und rast dahin. Setzt man jetzt ein kleines Keilchen, einen Blocker, unten am Gaspedal an, so kann das Pedal nicht mehr vollständig durchgetreten werden, der Wagen rollt zwar nicht so schnell, aber gleichmäßiger und gesünder dahin.

Den letzten Bereich zur Hemmung von Herzrhythmusstörungen kennen wir auch aus der Besprechnung der Hochdruckkrankheit, es ist das Prinzip des Kalziumantagonismus. Etwa wie bei den Natriumeinstromhemmern werden auch hier Elektrolyte nicht in die Zelle gelassen. So kommt es auch hier zu einer Verzögerung der gesamten Wirkung. Mit dem Unterschied allerdings, der bei der Hochdruckkrankheit ja nicht die wichtigste Rolle spielt, daß jetzt eher elektrische Reizungen unterdrückt werden sollen und nicht die muskuläre Arbeit. Im Prinzip ist aber alles genau das gleiche, nur der Wirkort ist etwas anders.

---

[25] Merken kann man sich die Wirkungen des Sympathikus am Menschen leicht: Ein *sympathisches* Mädchen hat Augen wie ein Männerfuß: groß, schwarz und feucht.

Hiermit haben wir die bisher bekannten Prinzipien zur Unterdrückung oder Hemmung von unerwünschten Reizungen an der Herzmuskelzelle kennengelernt. Unerwünscht sind eben diejenigen Reizungen, die zu Extraschlägen außerhalb des Herzrhythmus führen können. Es sind dies, das noch einmal zusammengefaßt:

- die Natriumeinstromhemmung,
- die Sympatholyse,
- die Verlängerung des Aktionspotentials,
- die Kalziumeinstromhemmung.

Danach werden auch die verschiedenen Antiarrhythmika unterteilt. Diese Unterteilung geht zurück auf Vorschläge des amerikanischen Kardiologen Vaughn **Williams**, der 1975 diese Ideen vorstellte.

Klasse-I-Antiarrhythmika

Die Antiarrhythmika der Klasse I sind diejenigen, die in der letzten Zeit (seit 1989) am meisten diskutiert wurden und noch weiter werden. Sie sind unverzichtbare Medikamente zur *Behandlung* von bedrohlichen Herzrhythmusstörungen. Sie werden weiterhin als *Vorbeugung* vor diesen Rhythmusstörungen eingesetzt. Das letzte Gebiet ist allerdings nach der CAST-Studie sehr weit eingeschränkt.

Klasse-I-Antiarrhythmika wirken dadurch, daß sie den Natriumeinstrom in die Zelle hemmen.

Das bedeutet, daß für diesen Bereich die Zelle für neue Erregungen weniger ansprechbar ist. Deswegen kann gehofft werden, daß die Herzmuskelzelle von Extraschlägen nicht erreichbar ist. Man nennt Klasse-I-Antiarrhythmika auch *Natriumantagonisten, Membranstabilisatoren* oder sogar *Antifibrillanzien.* (Dies sei allerdings nur der Vollständigkeit wegen angesprochen, falls diese Worte irgendwo einmal auftauchen sollten.)

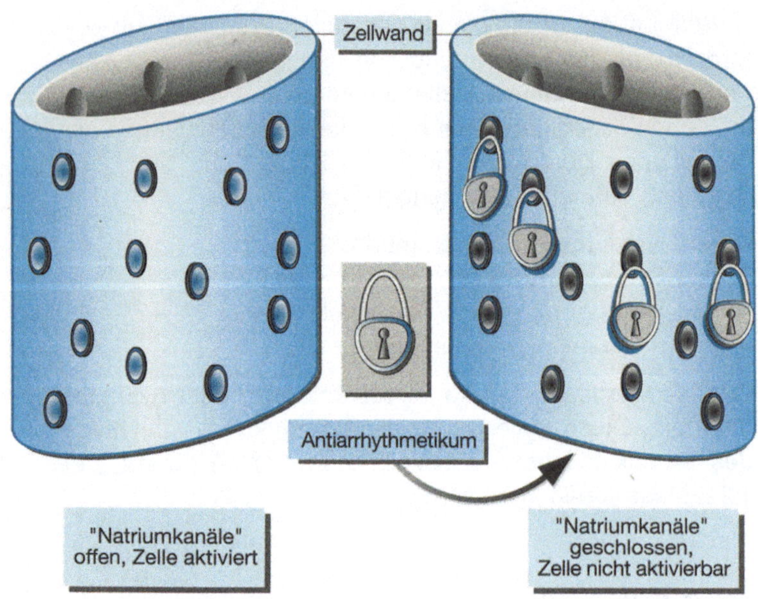

Abb. 22. Prinzip der Natriumeinstromhemmung

Die grundsätzliche Wirkung aller Klasse-I-Antiarrhythmika ist gleich, es gibt jedoch Unterschiede in der Dauer des Aktionspotentials. Weiterhin sprechen diese Medikamente auch unterschiedlich an, je nach Höhe des Ruhepotentials, auf das sie stoßen werden. Auf deutsch heißt das: Medikamente dieser Gruppe beeinflussen unterschiedlich die Dauer der elektrischen Zellaktivität. Außerdem ist ihre Wirkung abhängig von der Höhe der jeweiligen Spannung an der Zellhülle in Ruhe.

Wir unterscheiden deshalb die Klasse-I-Antiarrhythmika noch einmal nach diesen Gesichtspunkten. Da wir alle ja sehr ordnungsliebend sind, wird deshalb die Klasse I noch einmal in 3 Unterklassen Ia, Ib und Ic unterteilt.

Klasse-Ia-Antiarrhythmika

Das sind die Medikamente, die neben der Natriumeinstromhemmung die Dauer des Aktionspotentials **verlängern** und
von der Höhe des Membranruhepotentiales fast gar nicht beeinflußt werden.

Gemeinsam ist allen diesen Medikamenten eine ausgeprägte Herabsetzung der Kontraktionskraft des Herzens, die sogenannte *ne-
gativ-inotrope Wirkung*. Ohne direkte, vorausgegangene Schädigung des Herzens kann man ruhig diesen Effekt vernachlässigen,
jedoch kann bei einem vorgeschädigten Herzen wie einer Herzmuskelschwäche ein Medikament dieser Gruppe schon zu erheblichen Problemen führen.

Man nennt die Ia-Antiarrhythmika auch *Chinidin-ähnliche Medikamente*, außer Chinidin (*Chinidin-Duriles*) gehören hierzu
noch Ajmalin (*Gilurytmal*), Prajmalin (*Neo-Gilurytmal*), Procai-
namid (*Procainamid-Duriles*) und Disopyramid (*Rythmodul*).

Eine ganz ausgeprägte unerwünschte Wirkung sind *cholinerge
Störungen*. Darunter verstehen wir Beschwerden im Bereich des
Magen-Darm-Traktes, Mundtrockenheit und erschwertes Wasser-
lassen sowie auch Störungen im Bereich der Akkomodation (Einstellung der Sehschärfe in Nahsicht). Bei versehentlichen oder
auch gewollten (Selbsttötung!) Überdosierungen sehen wir auch
Erregungsleitungsstörungen bis hin zu kompletten Blockierungen
zwischen Vorhof und Kammer (AV-Blockierungen). Beachten sollte man, daß Antidepressiva, hier besonders die trizyklischen Antidepressiva und Neuroleptika, ein ähnliches Bild der nicht gewünschten Wirkungen haben, wodurch sich die unerwünschten
Wirkungen noch verstärken können, werden beide Medikamente
zusammen genommen (s. Tabelle 9).

Tabelle 9. Antiarrhythmika

Arzneistoff	Präparatename (Beispiel)	Dosierung [mg/Tag]
Klasse Ia		
Ajmalin	*Gilurytmal*	300
Disopyramid	*Rythmodul*	400 – 600
Prajmalin	*Neo-Gilurytmal*	120
Procainamid	*Procainamid-Duriles*	1500
Klasse Ib		
Aprindin	*Amidonal*	100
Lidocain	*Xylocain*	Etwa 120 – 160 mg i.v./h
Mexiletin	*Mexitil*	600
Phenytoin	*Phenhydan*	600
Tocainid	*Xylotocan*	1200
Klasse Ic		
Flecainid	*Tambocor*	200 – 300
Lorcainid	*Remivox*	200 – 300
Propafenon	*Rytmonorm*	450 – 600
Klasse II		
β-Blocker, siehe die entsprechenden Kapitel		
Klasse III		
Amiodaron	*Cordarex*	Nach Aufsättigung etwa 200
Sotalol	*Sotalex*	160 – 480
Klasse IV		
Kalziumantagonisten, siehe die entsprechenden Kapitel		

Klasse-Ib-Antiarrhythmika

Hierunter rechnen wir die **Lidocain-ähnlichen Antiarrhythmika**, die vorwiegend in den Kammern und eigentlich nicht im Bereich des Vorhofs wirken. Klasse-Ib-Antiarrhythmika beeinflussen die Dauer des Aktionspotentiales nur **wenig**, und wenn, neigen sie eher zu einer Verkürzung.

Der Grundtyp dieser Antiarrhythmika ist das Lidocain (*Xylocain*), das ja auch als Mittel zur örtlichen Betäubung verwendet wird. Es wird häufig bei ventrikulären (= aus der Kammer stammenden) Rhythmusstörungen eingesetzt, besonders dann, wenn die Störungen nach einem Herzinfarkt auftreten oder sie nach einer Defibrillation (= elektrischer Stromstoß zur Begrenzung von sehr schnellen Kammerextraschlägen) noch weiter erwartet werden. Allerdings hat Lidocain in der letzten Zeit seine Spitzenposition in diesem Bereich immer mehr an Ajmalin abgeben müssen.

Lidocain kann nur gespritzt werden, eine Gabe als Tablette ist nicht möglich.

Weitere Medikamente dieser Gruppe sind Tocainid (*Xylotocan*) und Mexiletin (*Mexitil*), die ebenso wie Lidocain wirken und darüberhinaus auch als Tabletten erhältlich sind. Beide Stoffe sind dem Lidocain fast identisch. An unerwünschten Wirkungen ist besonders in der Langzeitbehandlung die Möglichkeit der Entwicklung einer Lungenfibrose anzuführen.

Zu dieser Gruppe gehört auch noch das als Antiepileptikum einsetzbare Phenytoin (*Phenhydan, Zentropil*). Phenytoin wird ebenfalls bei ventrikulären Rhythmusstörungen eingesetzt. Es wirkt zudem auch sehr gut bei Vergiftungen durch und Überdosierungen mit Digitalispräparaten (s. Tabelle 9).

Allen Medikamenten dieser Gruppe ist als unerwünschte Wirkung gemeinsam die zentrale Störung, die mit Übelkeit und Schwindel einhergeht. Gelegentlich wurden sogar zentrale Erregungen bis hin zu Krampfanfällen berichtet.

Klasse-Ic-Antiarrhythmika

Von der chemischen Wirkung an der Zelle nehmen diese Medikamente eine Zwischenstellung zwischen den Medikamenten der Klassen Ia und Ib ein. Die Dauer des Aktionspotentials wird eigentlich überhaupt nicht beeinflußt (wenn, dann höchstens verlängert). Bei der Wirkung in Abhängigkeit des Ruhepotentials wirken sie nun wie Lidocain-ähnliche Medikamente.

Eingesetzt werden Ic-Antiarrhythmika besonders bei supraventrikulären (= die ihren Ursprungsort oberhalb der Kammer haben, also im Vorhof oder AV-Knoten), seltener auch bei ventrikulären Arrhythmien.

Das Standardmedikament dieser Gruppe ist Flecainid (*Tambocor*), das vor einiger Zeit noch Marktführer unter den Antiarrhythmika war und in der CAST-Studie überprüft werden sollte. Flecainid ist ausgezeichnet steuerbar, hat kaum unerwünschte Wirkungen und kann sowohl als Tablette als auch intravenös gegeben werden.

Lorcainid (*Remivox*) ist eine ähnliche Substanz wie Flecainid, es wird allerdings als Tablette erheblich anders aufgenommen. Es hat zu Beginn der Behandlung einen hohen sogenannten „Firstpass-Effekt", das heißt, daß nach Aufnahme über den Darm und Weiterleitung über das Pfortadersystem in die Leber gleich viel der Substanz abgebaut wird, ohne daß es zu einer Wirkung gekommen wäre. Dieser „Erster-Schritt-Effekt" verliert im Laufe der Behandlung allerdings viel an Bedeutung, da es zu einer Sättigung der Enzyme kommt, die Lorcainid abbauen.

Propafenon (*Rytmonorm*) ist eigentlich chemisch eng verwandt mit den β-Blockern. Es besitzt auch geringe Kalziumkanalblockierende Eigenschaften, wirkt allerdings sonst wie Flecainid und wird im selben Bereich eingesetzt. Propafenon gibt es als Tablette und Spritze (s. Tabelle 9).

Klasse-II-Antiarrhythmika

Hierunter verstehen wir die β-Rezeptorenblocker, die wir ja bereits ausführlich bei der Hochdruckbehandlung besprochen haben.

Deutlich zu betonen ist allerdings, daß bisher Langzeituntersuchungen bei mehreren Zehntausend Patienten ausschließlich bei *β*-Blockern eine lebensverlängernde Wirkung in der Langzeitbehandlung nach einem Infarkt nachgewiesen haben, ***bei allen anderen Antiarrhythmika nicht!***

Deshalb sollten *β*-Blocker Mittel der Wahl nach einem Herzinfarkt sein, wenn die Herzmuskelkraft nicht herabgesetzt ist.

β-Blocker werden eingesetzt bei der Behandlung von Sinustachykardien sowie bei supraventrikulären, anfallsweise auftretenden (= paroxysmalen) Tachykardien. Sie gelten besonders wegen ihrer guten Veträglichkeit und ihrer sehr wenigen unerwünschten Wirkungen als Basismedikament. Auf die Verlängerung der Überleitung zwischen Vorhof und Kammer muß man allerdings regelmäßig mit Hilfe eines EKG achten.

Klasse-III-Antiarrhythmika

Das sind Medikamente, die die Dauer des Aktionspotentials, also die elektrische Herzaktivität, verlängern.

Durch diese Verlängerung kommt es auch zu einer Verlängerung der Refraktärzeit, wodurch das Herz vorübergehend weniger ansprechbar für Rhythmusstörungen wird. Hierdurch ist die gegen Rhythmusstörungen gerichtete Wirkung zu erklären.

Wir haben 2 verschiedene Medikamente dieser Art:

- Sotalol (*Sotalex*), das auch als *β*-Blocker gilt. Es hat neben den Wirkungen als *β*-Blocker auch die einer Verlängerung des Aktionspotentials. Sotalol wird nach Tablettengabe sehr gut aufgenommen und über die Niere ausgeschieden. Eine besondere Verhaltensweise, die über die Vorsichtsmaßnahmen bei *β*-Blockern hinausgeht, gibt es hier nicht.

- Amiodaron (*Cordarex*) ist ein Medikament, das sowohl bei supraventrikulären als auch bei ventrikulären Rhythmusstörungen eingesetzt werden kann. Dieses Medikament sollte man dann in die Überlegung einbeziehen, wenn die Herzleistung durch eine Schwächung der Herzmuskelkraft herabgesetzt ist. Gegenüber allen übrigen Antiarrhythmika hat Amiodaron nämlich den Vorteil, die Herzmuskelkraft nicht negativ zu beeinflussen. Dieser Vorteil wird durch einen erheblichen Nachteil erkauft, weshalb Amiodaron immer ein Medikament der **2. Wahl** bleiben wird: Die Halbwertzeit, also die Zeit, in der die Hälfte des Stoffes abgebaut ist, ist bei Amiodaron mit 60 Tagen extrem hoch. Zudem dauert es zwischen 8 und 14 Tagen, bis dieses Medikament überhaupt wirkt. Amiodaron ist dadurch nur sehr schlecht steuerbar. Sollte das Medikament zu hoch eingesetzt weden, so dauert es sehr lange, bis dieser Stoff wieder abgebaut ist. Zudem ist das Profil der unerwünschten Wirkungen auch so lang wie bei kaum einem anderen Medikament. Man kann manchmal schon Amiodaron-Patienten an den gelb-braunen Ablagerungen an der Augenhornhaut erkennen. Es kann weiter zu einer Störung der Schilddrüsenfunktion kommen, seltener in Richtung Unterfunktion, fast immer als Überfunktion ausgedrückt. Amiodaron hat nämlich Jodbestandteile. Der weitere große Nachteil ist die späte Sättigung, die in den ersten Tagen zu einer sehr hohen Dosierung zwingt (entweder 6 Ampullen täglich über einen Perfusor oder 3 mal 2 Tabl. täglich). Zuerst wird man zwischen 600 und 1200 mg pro Tag benötigen, die übliche Dosis liegt dann bei einer Tablette am Tag, also 200 mg, wobei häufig die „Sonntagspause" eingesetzt wird, um eine Überdosierung auszuschließen.

Amiodaron wird deshalb nur als Medikament der 2. oder gar 3. Wahl genommen, wenn andere Medikamente nicht greifen. Andererseits gibt es auch Meinungen, die sagen, die Vorteile (Amiodaron beeinflußt ja nicht die Herzmuskelkraft) überwögen die Nachteile. Sollte es gegeben werden, so muß unbedingt vorher eine Schilddrüsenuntersuchung inkl. Darstellung der Schilddrüsenhormone erfolgen, weiterhin muß eine augenärztliche Untersuchung durchgeführt werden, sowohl vor als auch während der Behandlung. Schließlich ist auch die Lunge regelmäßig wegen der Gefahren einer Lungengerüstveränderung zu überwachen.

Für ein Einsatzgebiet ist Amiodaron allerdings unbestritten die 1. Wahl: bei Behandlung der Rhythmusstörungen im Gefolge einer dilatativen Kardiomyopathie (s. oben). Es gibt kein Antiarrhythmikum, das die Herzmuskelkraft so wenig beeinflußt wie Amiodaron, deshalb gibt es für diese Krankheit eigentlich kein anderes Medikament.

Klasse-IV-Antiarrhythmika

Dazu gehören die sogenannten Kalziumantagonisten, die wir ja ebenfalls bei den Hochdruckerkrankungen besprochen haben. Es fallen nicht alle Kalziumantagonisten unter die Möglichkeit zur Rhythmusstörungsbehandlung, wir kennen nur zwei, die hier eingesetzt werden können:

- Das ist einmal das Verapamil (*Isoptin*) sowie der Abbaustoff des Verapamils, Gallopamil oder Methoxyverapamil (*Procorum*).
- Zum anderen gibt es das Diltiatem (*Dilzem*). Dieser Stoff hat unterschiedliche Wirkungen, es ist sozusagen ein Gemisch aus Verapamil mit den hauptsächlich pulsverlangsamenden Wirkungen und dem Nifedipin mit dem blutdrucksenkenden Effekt. Diltiatem wirkt also sowohl auf den Blutdruck als auch auf die Herzfrequenz, beides aber nicht so stark wie die Medikamente mit nur einer Hauptwirkung, Verapamil und Nifidepin.

Hauptsächlich werden diese Medikamente bei supraventrikulären Tachykardien eingesetzt ohne Hinweise auf sogenannte „akzessorische Bündel". Hierunter verstehen wir einen kleinen Faserstrang, der bei normaler Erregungsleitung überhaupt nicht zur Geltung kommt. Wird der AV-Knoten aber von einem solchen Bündel umgangen, so kann es zu „paradoxen" Tachykardien unter Verapamil kommen (s. Abb. 23). Denn der nun noch mehr gebremste AV-Knoten leitet kaum noch weiter, das neue Bündel kann dann diese Funktionen übernehmen, wird aber durch Medikamente nicht beeinflußt. Verapamil würde in einem solchen Fall also die Bremswirkung des AV-Knotens so weit aufheben, daß überhaupt kein Strom mehr fließt, wodurch das akzessorische Bündel ungehin-

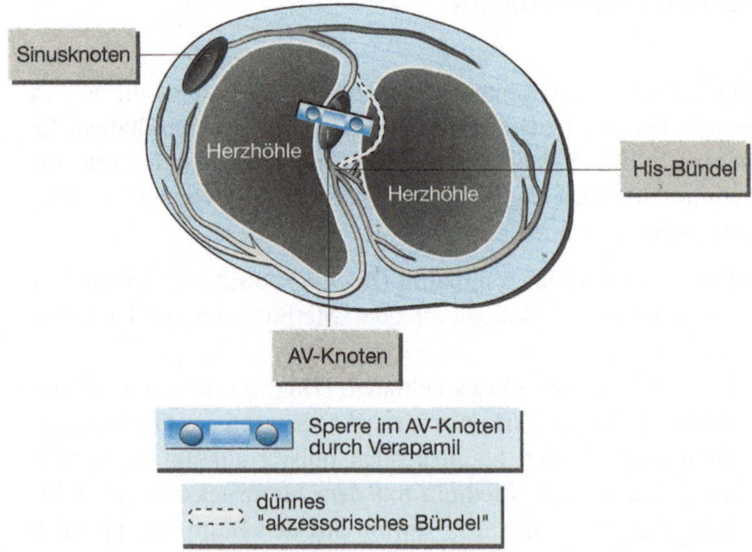

Abb. 23. akzessorisches Bündel mit paradoxer Wirkung unter Verapamil

dert arbeiten kann. Das WPW-Syndrom ist ein solches Beispiel. Hier wird Verapamil nicht gegeben, sondern ein Versuch mit Ajmalin gestartet.

Pflegerische Bedeutung

Die Rhythmusstörungen kann man ohne EKG oder Monitor so gut wie gar nicht erkennen. Man kann sie allerdings erahnen, wenn es dem Patienten schlechter geht, er zum Kollaps neigt oder sich gelegentlich auch nur schwindelig und übel fühlt. Unter diesen Bedingungen, wenn die Rhythmusstörungen also klinisch auffällig werden, wird ja häufig eine antiarrhythmische Behandlung eingeleitet. Pflegerisch und bei der übrigen Versorgung des Patienten ist darauf zu achten, daß die oben beschriebenen unerwünschten Wirkungen rechtzeitig entdeckt und mit den zuständigen Ärzten besprochen werden. Appetitlosigkeit kann auch ein Hinweis auf eine nicht richtige medikamentöse Behandlung sein und hat nicht immer mit Magenerkrankungen zu tun. Dieses sollte bei der Visite immer gemeinsam erörtert werden. Ansonsten ist die pflegerische Betreuung von Patienten mit Rhythmusproblemen ohne spezielle Maßnahmen durchzuführen.

Kardiologische Untersuchungen

Hier wollen wir uns nur sehr kurz aufhalten, weil dies nicht unser eigentliches Thema ist. Es soll kurz beschrieben werden, wie manche Untersuchungen genutzt werden können und weshalb sie für die weitere Behandlung sehr wichtig sind. Dieses Kapitel wird also mehr den Charakter einer **Aufzählung** als einer wirklichen Erklärung haben.

Körperliche Untersuchung

Sie ist natürlich das A und O, Anfang und wichtigster Teil der Befunderhebung. Sie sollte immer gleich nach oder im Zusammenhang mit der Erhebung der Krankenvorgeschichte (sog. Anamnese) stehen.

Beurteilen können wir bei der Untersuchung das *Aussehen* des Patienten, also Gesichtsfarbe, Zustand der Haut, Ernährungszustand, fehlende Gliedmaßen usw. Weiter können wir durch das Hören der Atemgeräusche und das Beklopfen der Brustwände (*Auskultation* und *Perkussion*) Rückschlüsse auf den Zustand der Lunge ziehen. Genauso muß das Herz abgehorcht werden, hier können wir neben den normalen **Herztönen** (die durch Anspannung der Herzmuskulatur sowie durch den Schluß der Klappen entstehen) auch krankhafte **Herzgeräusche** hören, die schon die ersten ganz genauen Hinweise auf die Art und Schwere der Erkrankung ergeben.

Die Herzgeräusche, die während der Austreibungsphase des Herzens auftreten, nennen wir **systolische,** jene, die in der Füllungsphase entstehen, **diastolische** Herzgeräusche. Sie werden nach ihrer Lautstärke in Sechstelgrade unterteilt (1/6 = kaum wahrnehmbar, 6/6 = ohne Stethoskopp hörbar). In beiden Bereichen unterscheiden wir weiter zwischen in der normalen Stromrichtung des Blutes liegenden Austreibungs- (systolischen) bzw. Einstromgeräuschen (diastolischen) und Rückstromgeräuschen. Hierdurch können wir zwischen Verengungen an den **(Stenosen)** und nicht richtig schließenden **(insuffizienten)** Klappen unterscheiden.

EKG

Das EKG ist unser wichtigstes Hilfsmittel zur Erkennung von Herzrhythmusstörungen. Es ist ein Routineinstrument geworden und sollte, da eine EKG-Ableitung nicht schadet, lieber zu häufig als zu selten angewendet werden. Insbesondere der **Verlauf,** also hintereinander abgeleitete EKG, ist kardiologisch von großem Interesse.

Von genauso großem Interesse ist auch die richtige Anlage der Elektroden. Während die Befestigung der Elektroden an den Beinen und Füßen kein Problem sein dürfte, bereitet die **korrekte Anlage der Brustwandelektroden** doch hie und da noch gewisse Schwierigkeiten. Einfach zu merken sollte aber folgendes sein:
V1 wird angebracht im vierten Zwischenraum der Rippen (= 4. ICR) direkt rechts neben dem Brustbein, V2 im 4. ICR direkt links neben dem Brustbein, V4 findet seinen Platz im 5. ICR in der nach unten verlängerten Linie, die durch die Mitte des Schlüsselbeines geht (= Medioklavikularlinie, MCL), V3 liegt genau zwischen V2 und V4; V6 liegt im 6. ICR in der Linie, die nach unten gesehen die Achsel von vorne begrenzt (vordere Axillarlinie), V5 wieder zwischen V4 und V6. Natürlich wird es da oft Schwierigkeiten geben, gerade bei besonders fraulichen Frauen ist die Brust oft genug Gegner einer richtigen Anlage. Wie sehr sich verschiedene Ableitungen direkt im EKG bemerkbar machen können, zeigt unser Bild mit der korrekten Ableitung (Abb. 24a) und einer sehr persönliche gefärbten Abänderung davon (Abb. 24b), jeweils mit dem entsprechenden EKG dazu.

Eine Variante des EKG ist das **Langzeit-, 24-Stunden-** oder **Holter-EKG.** Hier wird dem Patienten ein kleines Gerät umgeschnallt, das über einen längeren Zeitraum jeden einzelnen Herzschlag aufnimmt und danach zur Auswertung über einen Computer anbietet.

Bei bestimmten Fragestellungen wie Angina pectoris nur bei Belastung wird man sich zum **Belastungs-EKG** durchringen (oder auch Ergometrie von den Anhängern der reinen Wissenschaftssprache genannt). Bei dieser Untersuchung wird man ein EKG unter bestimmten Bedingungen ableiten, wobei die Belastung wiederholbar und gleichermaßen wieder darstellbar sein muß. Am meisten hat sich wohl die **Fahrradergometrie** durchgesetzt, wobei hier ein Patient auf ein Fahrrad gesetzt wird, das natürlich nicht fahren kann. Bei dauernder EKG-Aufzeichnung muß der Patient nun gegen immer höhere Widerstände antreten.

Diese Untersuchung ist ganz wichtig zur Darstellung der Belastbarkeit nach einem Herzinfarkt. Hier können wir auch sehen, ob sich der Blutdruck erhöht und ob die richtige Pulsfrequenz eingehalten werden kann. Üblichweise sollte ein Mann das Dreifache seines Körpergewichts in Watt (W) leisten, wobei ihm für jedes vollendete Lebensjahrzehnt ab dem 40. Lebensjahr 10% abgezogen werden − ein 50-jähriger 80 kg schwerer Mann müßte also etwa 200 W schaffen können. Bei einer Frau wird etwa das Zweieinhalbfache des Körpergewichts gerechnet.

Zum Vergleich: 25 W kardialer Belastung entsprechen etwa einem normalen, langsamen Spaziergang, 50 W einem Treppensteigen in den 1. Stock und 75 W einem Geschlechtsverkehr.

Zur Glaubenssache verkommen ist die Frage, ob die Fahrradergometrie im Sitzen oder im Liegen durchgeführt werden muß, letztlich ist es egal, wenn nur für Notfälle das entsprechende Gerät vorhanden ist (wie ein Defibrillator, Medikamente usw.)

Echokardiographie

Diese Ultraschalluntersuchung des Herzens zeigt uns die Herzarbeit, gibt Hinweise auf Klappenveränderungen, Größe der einzel-

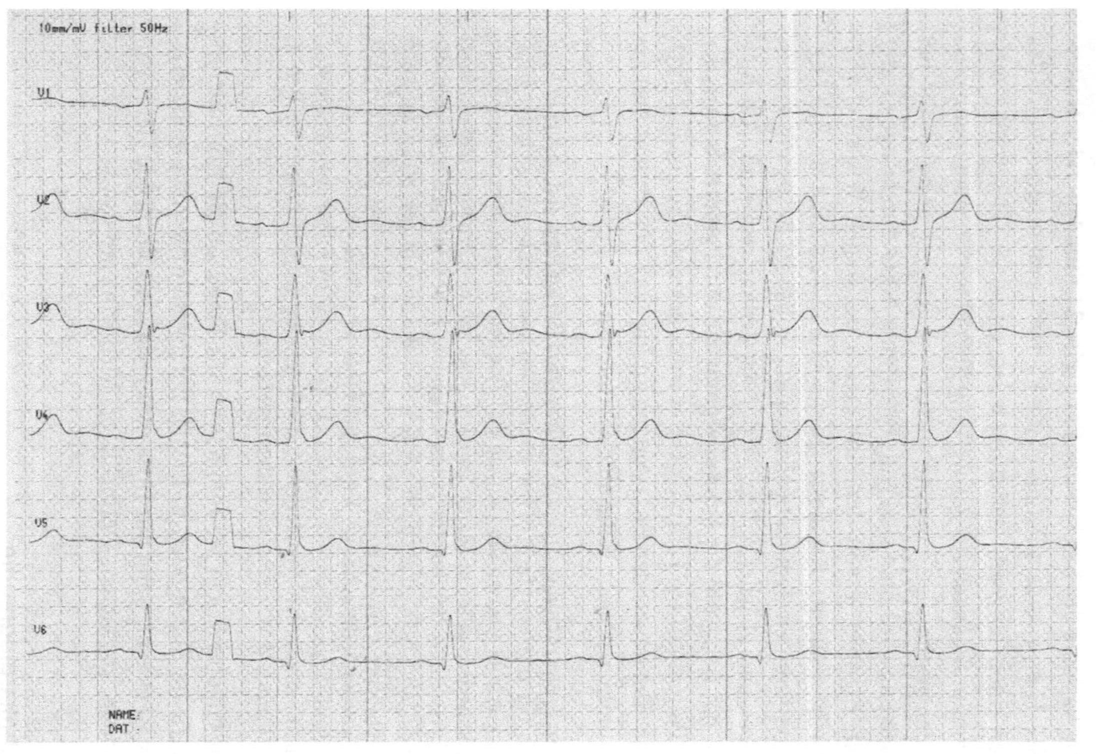

Abb. 84   Elektroden... EKG, richtige Ableitung und Anlage

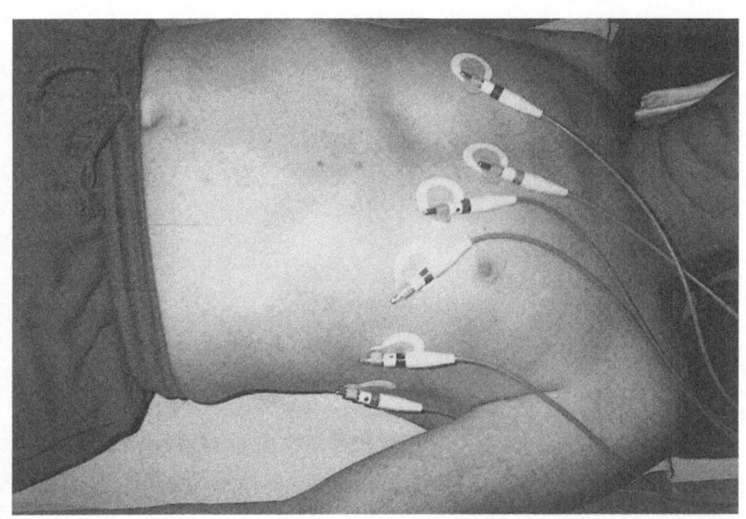

Abb. 24 b

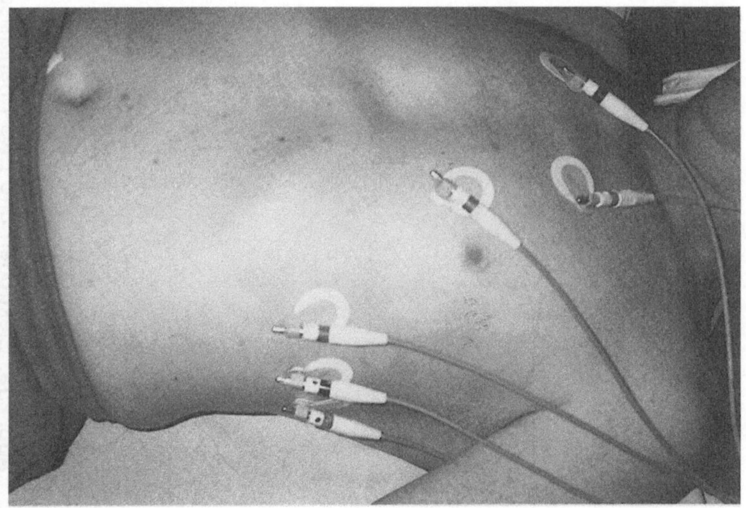

Abb. 25 b

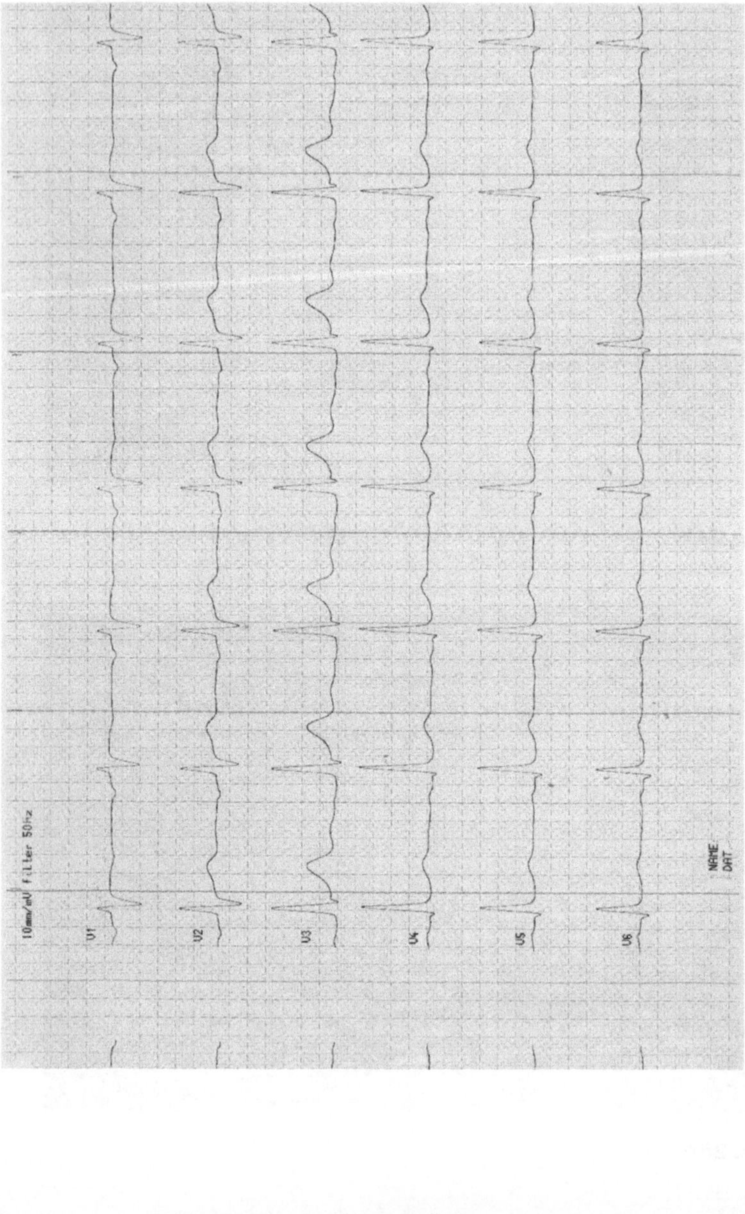

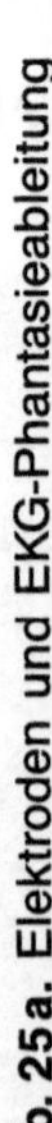

Abb. 25a. Elektroden und EKG-Phantasieableitung

nen Herzhöhlen, Stärke der Herzmuskulatur und andere Unregel-
mäßigkeiten. Sie ist zu einer der ganz wichtigen und unverzichtba-
ren Untersuchungen geworden, insbesondere seit es die Erweiterung
als **Farbdopplerechokardiographie** gibt. Hier können wir die Blut-
flüsse direkt ansehen, eben farbkodiert, und etwas daraus aus dem
Zustand der Klappen folgern. Bei der Herzechokardiographie sehen
wir in der sogenanten „langen Achse" das Bild auf dem Kopf, oben
auf dem Bild ist also unten am Herzen. In Abb. 26 sehen wir auch
ganz gut im linken Vorhof (= LA) die Veneneinmündungen.

Angiographie

Dies ist die Darstellung der Herzkranzgefäße über einen durch eine
Arterie vorgeschobenen Katheter mit Kontrastmittel. Deswegen

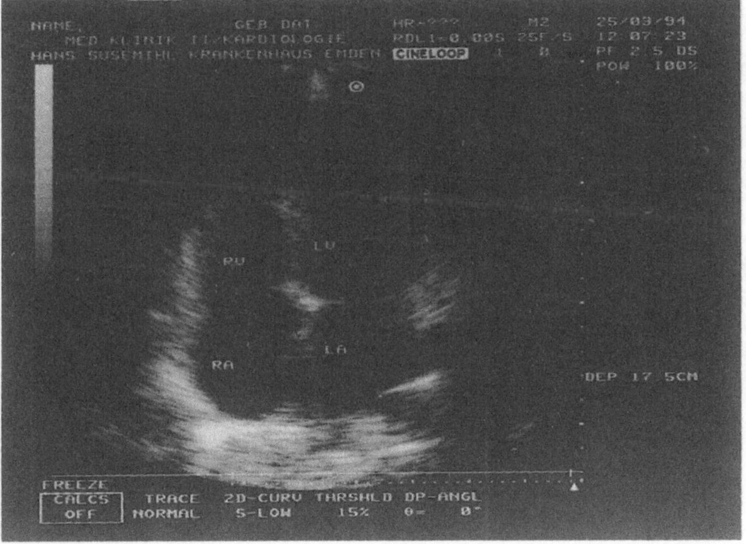

Abb. 26. Echokardiographisches Bild

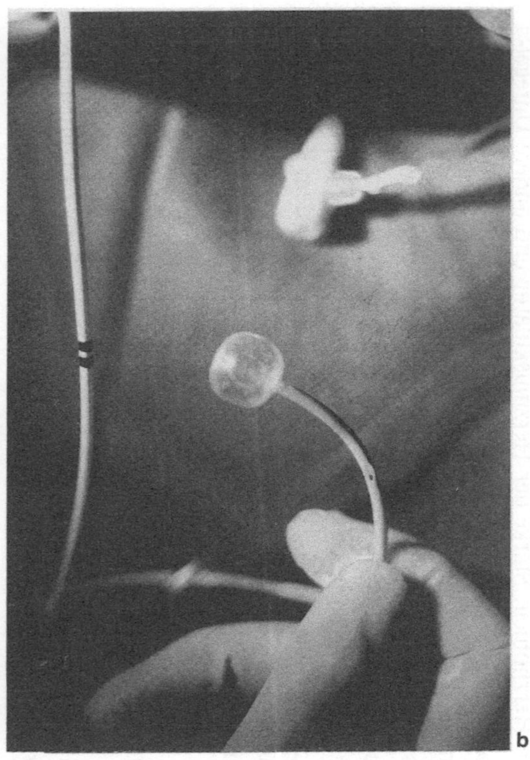

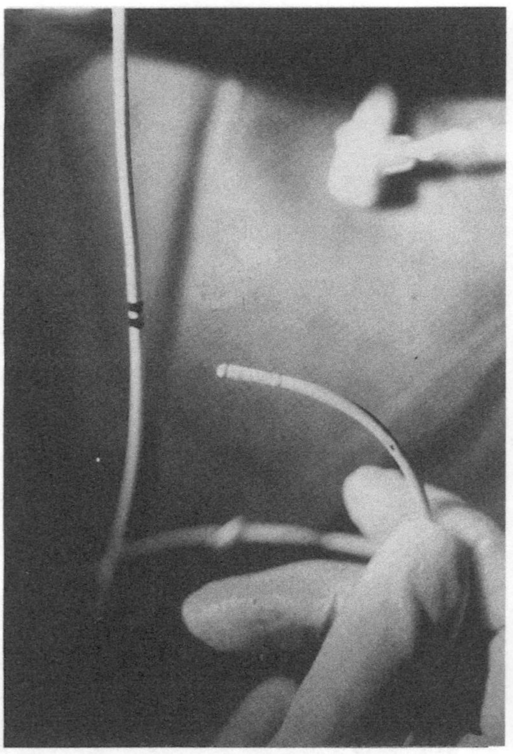

Abb. 27a–d. Rechtsherzkatheterismus. **a** Katheter in Ruhestellung. **b** Aufgeblasener Ballon des

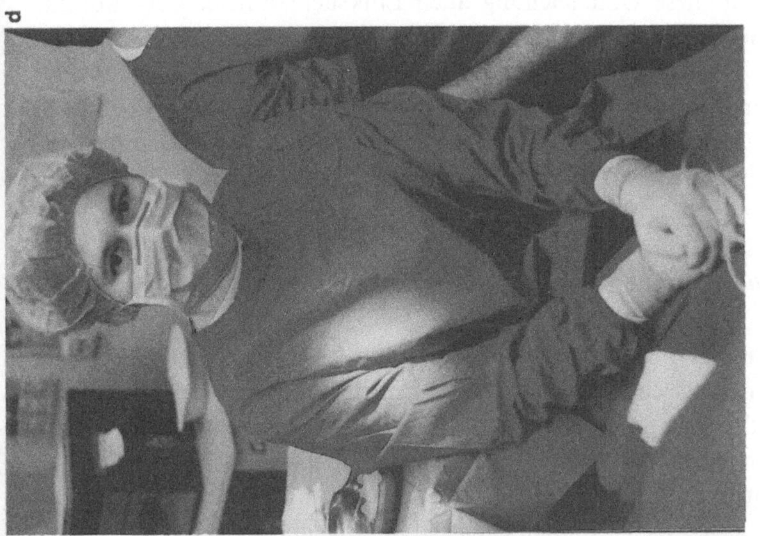

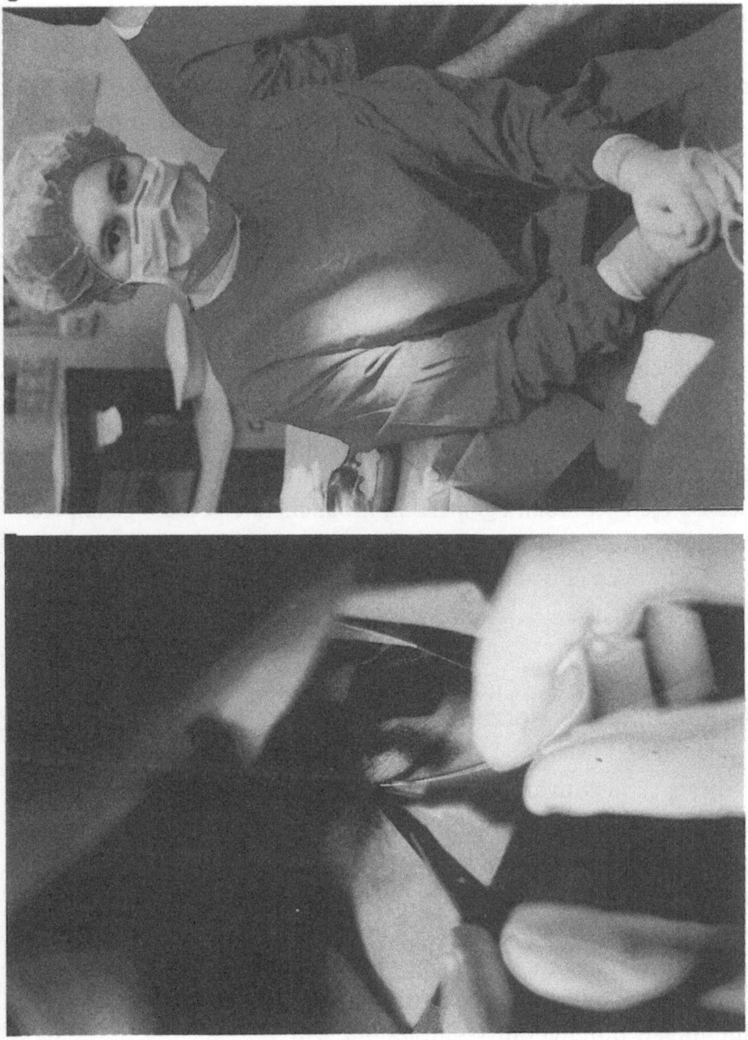

Abb. 27. c Einführen des Katheters mit der sog. „Seldinger-Technik". **d** Geschafft!

heißt diese Untersuchung auch Linksherzkatheter oder Koronarangiographie. Es ist durchaus denkbar, daß die „Koro" ihre größte Zeit bald hinter sich haben wird, dann nämlich, wenn die sogenannte „Magnetresonanztomographie" (NMR) sich vermehrt auf dieses Gebiet stürzt. Es braucht hierfür nichts vorgeschoben und kein Kontrastmittel gespritzt zu werden. Warten wir es ab.

Rechtsherzkatheteruntersuchung

Das ist sozusagen das Gegenstück zum Linksherzkatheter. Hier wird über eine Vene ein Katheter ins rechte Herz und weiter in die Pulmonalarterie, also schon in die Lungenstrombahn vorgeschoben (Abb. 27). Aber anstatt Kontrastmittel zu spritzen, werden hier nur in Ruhe und bei Belastung die Drücke im rechten Herzen und in der Lungenstrombahn gemessen, möglicherweise auch gleich die Sauerstoffsättigungen im Herzen gemessen. Ein, wie wir finden, gutes und wenig aufwendiges Verfahren zur Abklärung ischämischer Störungen.

Szintigraphie des Herzens

Bei dieser Untersuchung wird ein radioaktiv markierter Stoff, Thallium, gespritzt, der sich mit der Blutbahn im Herzen verteilt. Da, wo die Durchblutung schlecht ist, wird sich natürlich auch kein oder nur wenig Thallium anlagern. Dieses Verfahren ist sozusagen die ideale Ergänzung zur Koronarangiographie, denn dort wird ja der Gefäßstatus erhoben, während hier die Muskulatur direkt während der Arbeit (die Szintigraphie wird unter Belastungsbedingungen durchgeführt) dargestellt wird.

Insgesamt stellt sich uns eine reichhaltige Palette von Untersuchungsmöglichkeiten dar. Die meisten Untersuchungen sind leicht und ohne Risiko durchzuführen. Je erfahrener ein Untersucher ist, desto geringer wird auch noch die Belastung während einer Untersuchung. Dennoch sollten wir uns immer vor Augen führen:

In der Medizin werden Menschen untersucht und keine Reagenzgläschen. Jede Untersuchung, die nicht wirklich notwendig ist und die nicht hilft, eine bessere Behandlung zu ermöglichen („therapeutische Konsequenz"), gilt als kontraindiziert.

Verhalten bei einer Herzkrankheit

Oft werden Pfleger und Ärztinnen gefragt: Darf ich noch weiter in die Sauna gehen mit meiner Herzkrankheit? Darf ich weiter Sport treiben? Wie ist es mit der Sexualität? Auf diese Fragen wollen wir ganz kurz eingehen, damit wir alle im Gespräch mit dem Patienten zumindest einen Anhaltspunkt haben. Auch hier handelt es sich mehr um Stichworte, aber vielleicht wächst daraus ja auch noch weiteres Interesse.

Essen

Bei jeder Form von Herzkrankheit, egal ob es sich um Bluthochdruck oder die koronare Herzkrankheit handelt, soll auf das Gewicht geachtet werden. Das erscheint logisch und nachvollziehbar: Je höher das Gewicht ist, desto mehr muß das Herz arbeiten. Deshalb sollen sich z. B. Patienten mit einer Herzmuskelschwäche täglich wiegen (immer zur selben Zeit unter denselben Bedingungen, am besten morgens nach dem Aufstehen vor dem Frühstück), um über eine Gewichtszunahme das Nachlassen der Herzmuskelkraft schnell herauszufinden. Durch Übergewicht kommt es im Körper zu Veränderungen, die gerade für Herzkrankheiten schlimm werden können: Die Insulinleistung nimmt ab, die Blutfette erhöhen sich, die Leber verfettet, durch all dies kommt es noch zu einer Zunahme der Beschwerden.

Am besten ist es, man hält sich an das sogenannte „Soll-Gewicht": Körpergröße minus 100 in Kilogramm. Das „Ideal-Gewicht" (Soll-Gewicht minus 10%) kann man wohl nur schwerlich jemanden guten Gewissens empfehlen, denn es ist doch wirklich hart, wenn ein 175 cm großer Mann plötzlich von einem Übergewicht von 98 kg auf 67,5 kg herunterfasten soll. Das Soll-Gewicht ist unserer Meinung nach dann ideal, wenn man sich damit wohl und belastbar fühlt. Versicherungsstatistiken aus den USA (dem Land der Erfinder des Ideal-Gewichts) sollten uns nicht kirre werden lassen.

Eine komplette Umstellung auf vegetarische Kost erscheint nicht nötig.

Der amerikanische Kardiologe Dean **Ornish** hat in einer weltweit für Aufsehen sorgenden Untersuchung dafür geworben, jedem Herzkranken eine Umstellung seiner gesamten Lebensführung zu empfehlen. Wenn jemand sein Essen auf vegetarische Kost umstellt, wenig Fett und fast kein tierisches Eiweiß ißt, täglich mindestens 30 min Sport treibt, täglich genauso lange Entspannungsübungen durchführt, meditiert, sich dreimal wöchentlich für 4 Stunden zu einer psychotherapeutisch geleiteten Gruppensitzung trifft, auf gar keinen Fall mehr raucht, überhaupt keinen Alkohol trinkt — dann dürfe man erwarten, daß sich seine koronare Herzkrankheit zumindest für ein Jahr nicht verschlechtert. Bei aller Kritik an der Vielzahl der Bedingungen, die erfüllt sein wollen, müssen wir doch aber zugeben, daß Ornishs Ideen uns sehr stark ansprechen. Schließlich kann man nicht leugnen, daß Krankheiten wie die koronare Herzkrankheit erst entstanden sind durch Bewegungsmangel, hektisches Getriebe auf der Jagd nach immer mehr Konsum und natürlich auch durch falsche Ernährung. Warum sollte also eine Umstellung so „unnatürlich" sein, auch wenn sie zumindest anfangs viel von jedem erfordert? Unser Tip: mal in die beiden aufgeführten Bücher von Dean Ornish reinlesen!

Dennoch ist zu empfehlen: Erheblich mehr **Gemüse** und **Obst** (auch Säfte), als wir normaldeutschen Jägerschnitzel-Esser es gewöhnt sind, **weniger Salz**, dafür andere Gewürze wie Pfeffer oder Kräuter (schmeckt auch toll), **weniger Fett**, vielleicht ein bis zwei **fleischlose Tage** in der Woche (ist bei der Aussicht auf Rinderwahnsinn und Schweinepest ja auch keine schlechte Empfehlung), **weniger Eier** (vielleicht drei pro Woche, die können dann ja auch von freilaufenden Hennen sein), ansonsten alles, was schmeckt —

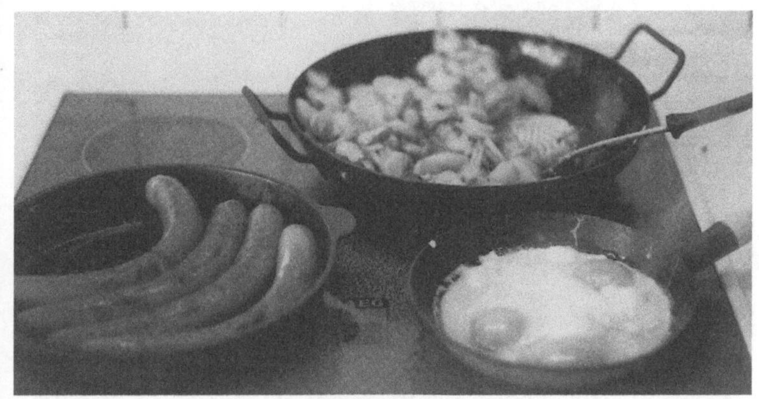

Abb. 28. Essen – wie es nicht sein soll

aber nicht so, daß die Hosen nicht mehr passen (der Besuch beim Italiener ist auch bei koronarer Herzkrankheit kein Tabu!) (Abb. 28).

Alkohol

Muß nicht grundsätzlich verboten sein, lediglich vor übermäßigem Konsum muß dringend gewarnt werden (Gewichtszunahme, Kalorienaufnahme!). Da ein Bier oder ein Glas Wein immer auch eine soziale Komponente haben (man trifft sich halt zum Bier, aber wohl kaum zum gemeinsamen Lutschen von Salmiak-Pastillen), wird es schwierig sein, hierauf ganz zu verzichten. *Aber warum nicht das Bier in der Version rechts auf dem Bild, das einzige offene* (Abb. 29).

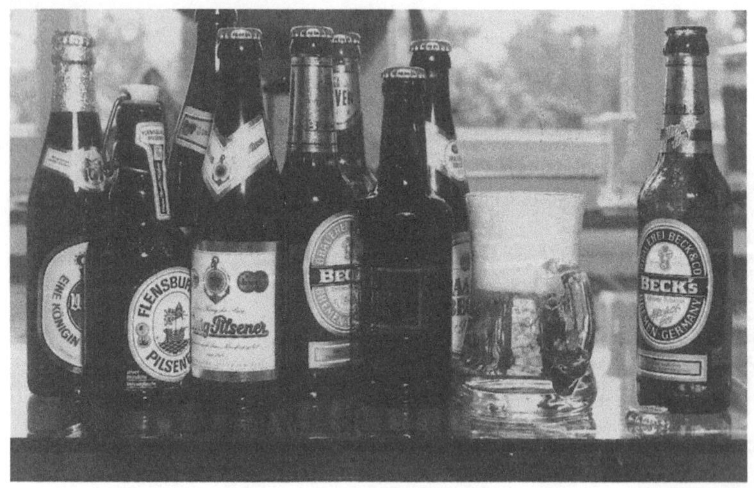

Abb. 29. Biere

Nikotin

Nein!

Das klingt vielleicht etwas zu kurz, aber Rauchen ist bei jeder Form der Herzkrankheit weniger sinnvoll als ein Messer ohne Griff, dem die Klinge fehlt (Abb. 30).

Koffein und Tein

Der arme Kaffee und sein außerhalb Ostfrieslands als vornehmer Verwandter geltender Tee sollen ja an vielem schuld sein: zu hohe Blutfette, Herzrasen, Rhythmusstörungen usw. Nur: Bislang stehen Beweise hierfür noch aus! Das kommt eben davon, wenn man sich nur Laborwerte anschaut und dann unhaltbare Rückschlüsse auf die Wirklichkeit zieht (Abb. 31).

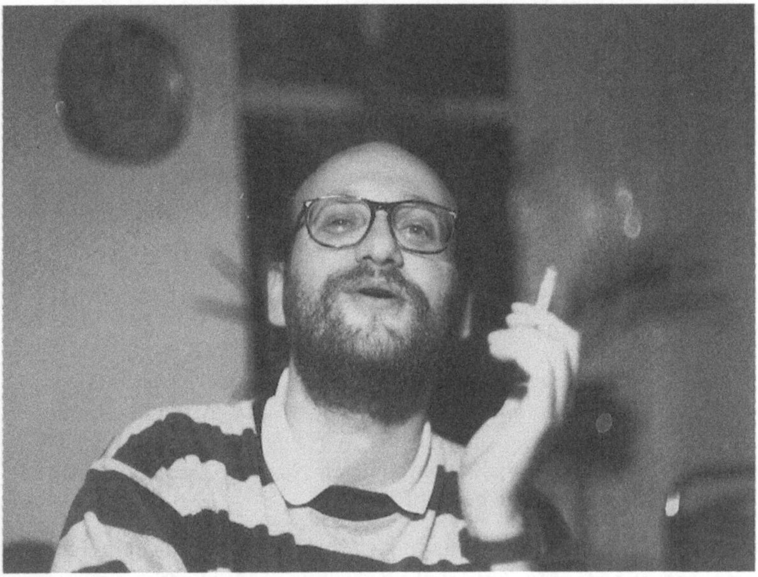

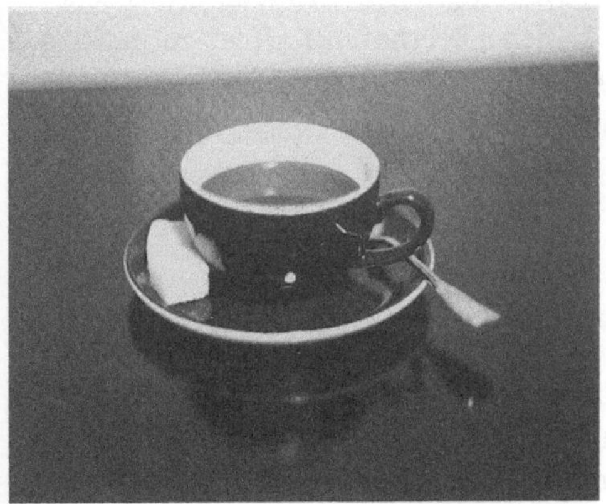

Abb. 30. Nikotin – scheußlich, nicht?

Abb. 31. Kaffee

Nur als Beispiel: Filterlos zubereiteter Kaffee soll das Cholesterin im Blut erhöhen, weil Filter dies zurückhielten. Erkannt wurde dies in Großversuchen, indem nämlich literweise Kaffee mit und ohne Filter gekocht wurde. Und siehe da, bei dem Kaffee mit Filter ließen sich aus der Filtermasse cholesterinähnliche Bestandteile herauspressen, die dann beim Kaffee ohne Filter mit im Kaffee geblieben sein müssen. Wir müßten also in Ländern, in denen der Kaffee vorzugsweise ohne Filter wie der Espresso in Italien oder Frankreich getrunken wird, erheblich höhere Blutfettwerte nachweisen können. *Das* allerdings ist bisher nie gelungen!

Zudem ist der wichtigste Bestandteil des Kaffees, Koffein, ein sehr wirksames Medikament.

Nur um darauf hingewiesen zu haben: Die chemische Bezeichnung von Koffein ist *Trimethylxanthin*, die des Teins, dem Wirkstoff des schwarzen Tees, *Dimethylxanthin*. Sie sind in ihrer Wirkung nahezu identisch. Dimethylxanthin hat auch noch einen anderen Namen: *Theophyllin*. Und hierunter wird es wohl sehr bekannt sein.

Vorbei sollten die Zeiten sein, in denen jeder, der nur sein Herz spürte, sofort auf *„Muckefuck"* umgesetzt wurde. Kaffee und insbesondere Tee (hier sprechen wir als Ostfriesen!) sind so herrliche Getränke, auf die man nicht zu verzichten braucht (Abb. 31). Will man doch die Pumpe aus psychologischen Gründen etwas schonen, so braucht man sich keinen „Beethoven-Kaffee" zu machen (der zählte sich immer 60 Bohnen [!] pro Tasse ab!) oder kann gleich auf koffeinfreien Kaffee umstellen, der Geschmack ist heute genau der gleiche.

Sport

Der junge Mann hier macht's vor: Sport in vernünftigem Rahmen und vernünftiger Umgebung ist auch bei Herzkrankheiten nicht schlecht (Abb. 32). Allerdings müssen wir noch erklären, was „vernünftig" ist.

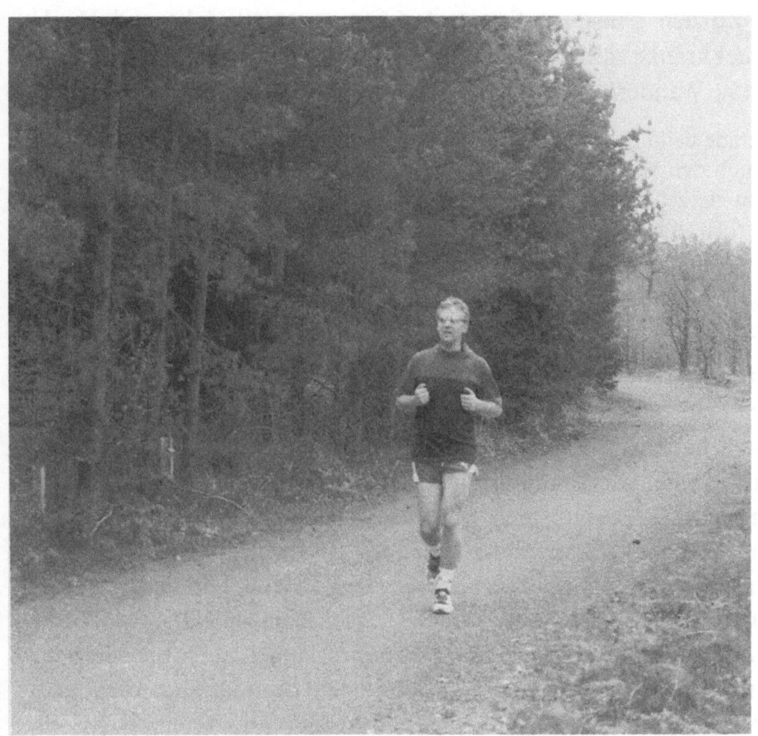

Abb. 32. Sport

> Gut bei Herzkrankheiten, insbesondere der Hochdruckkrankheit und der koronaren Herzkrankheit, sind alle Sportarten, die die Ausdauer trainieren und das Herz gleichmäßig belasten.

Spitzenbelastungen oder sogenannte „Null-Weg-Belastungen" (wie z. B. Haltearbeit beim Surfen oder Gewichtheben) sind gerade bei Hochdruckkrankheit nicht günstig!

Ausdauerbelastungen haben den größten Effekt auf das Herz und den Kreislauf, sehr häufig auch auf den Stoffwechsel. Dagegen gelten Kraftbelastungen als eher gefährlich.

Zu den **günstigen Sportarten** für Koronarkranke und Hochdruckkranke zählen Laufen (als *Jogging* mit etwa 10 km/h besonders), Wandern, Radfahren, evtl. noch Rudern oder Schwimmen.

Gerade beim Schwimmen gelten aber manche Ausnahmen von der Regel: Durch den Wasserdruck ergäben sich manchmal dadurch Probleme, daß dem Herzen mehr Blut angeboten werde. Theoretisch ist das sicherlich erklärlich, allerdings dürfte dies bei Freizeitschwimmern nicht sonderlich ins Gewicht fallen.

Skilanglauf muß wegen der Höhe, in denen sich viele Loipen befinden, für jeden Patienten unterschiedlich beurteilt werden, im Grunde zählt er aber zu den günstigen Sportarten. Eislauf, gerade auf dem platten Lande, ist sicherlich sehr günstig. Mannschaftsspiele haben aus verschiedenen Gründen meist einen positiven Einfluß (Spaß, Anerkennung), jedoch sind bestimmte Spiele (die sogenannten „Zielschußspiele" wie Handball, Fußball, Hockey oder auch Basketball) nicht so gut geeignet, da sie hohe, plötzliche Laufbelastungen erfordern, außerdem ist die Verletzungsgefahr auch höher. Die sogenannten „Rückschlagspiele", wobei die Mannschaften durch ein Netz getrennt sind, haben da deutliche Vorteile, gerade Volleyball hat sich ja zum Standard der koronaren Sportgruppen entwickelt. Andere günstige Sportarten sind Prellball oder Faustball.

Als **weniger geeignet** gelten Spiele wie Squash, Badminton oder Tischtennis. Die Harmlos-Versionen hiervon (Federball oder Ping-Pong) sind jedoch kaum gefährlich. Weitere ungünstige Sportarten für Herzkranke sind Gewichtheben oder Bodybuilding, Surfen (Haltearbeit!), Hürdenlauf oder Sprintsportarten.

Insgesamt gilt jedoch: Die Belastung ist so zu wählen, daß etwa 50–75% der Maximalkraft eingesetzt werden können und der Puls bei 130 Schlägen/min liegt. All dies läßt sich im Belastungs-EKG vorher abklären.

Durch Ausdauersport wird auch erheblich zur Gewichtsreduzierung beigetragen: etwa 30minütiges Joggen mit einem Tempo von 10 km/h benötigt zwischen 300 und 400 kcal!

Viele Patienten fragen, ob sie nach einem Infarkt oder mit einer Hochdruckkrankheit weiter in die Sauna gehen können. Vom Grunde ist überhaupt nichts dagegen einzuwenden. Die Herzbelastung innnerhalb der Sauna entspricht etwa einer Belastung von 100 W (von der Pulsfrequenz her gesehen). Erheblich belastender als das Saunen selbst ist der Sprung ins kalte Wasser, der **dringend unterbleiben** sollte, denn hier werden Blutdruckwerte von 300 mm Hg und mehr erreicht.

Ein Trainingseffekt ist durch das Saunen nicht zu erreichen (es ist keine muskuläre Belastung), ebenfalls keinerlei Gewichtsabnahme (während eines Saunabesuches werden etwa 40–50 kcal verbraucht), aber „der Spaß an der Freude" ist nicht zu unterschätzen.

Nach einem Infarkt wird den Patienten heute regelmäßig die Teilnahme an sog. „Koronarsportgruppen" empfohlen. Hier wird geübt, wie eine vorher bestimmte Belastung in der Gruppe trainiert wird. In der Regel ist für Notfälle ein Arzt anwesend (zumindest wenn es sich um eine offizielle Koronarsportgruppe handelt), damit im unwahrscheinlichen Notfall doch sofort Hilfe angeboten werden kann. Insgesamt läßt sich sagen, daß durch die bundesweite Einführung der Sportgruppen etwas erreicht wurde: Patienten nach einem Herzinfarkt sind bald keine „Patienten" im eigentlichen Sinne mehr, die im Sessel ruhig sitzend den Tag verbringen, sondern sie sind Menschen geworden, die auch den Belastungen des Alltags erheblich besser gewachsen sind, als dies noch vor einiger Zeit anzunehmen war.

Vor einem muß immer gewarnt werden: vor der **Übermotivation**. Wir halten sie selbst für eine Erkrankung. Sicher, es gibt Sportler mit zweifachem Infarkt, die immer noch Marathonläufe mitmachen. Aber gilt das für jeden? Das traurige Beispiel des Ultralanglauf-Gurus (>100 km) Jim **Fixx** sollte warnendes Beispiel sein: er lag plötzlich tot am Zaun.

Der Mensch soll ein Vernunftwesen sein, also kann er es auch verstehen, wenn bestimmte Leistungen über seine Möglichkeiten gehen.

Sexualität

Vertraute, intime Nähe, die genossen werden kann und soll – auch sie wieder herzustellen, ist unbedingtes Ziel der Behandlung von Herzkranken. Vorbei sind die Zeiten, in denen der Infarktpatient nach Hause kam und von nun an zu nichts mehr in der Lage gewesen sein solle. Es wäre ja auch widersinnig, wenn wir durch Sportangebote das Herz wieder trainieren wollen und dann gerade den wichtigen Bereich der Sexualität ausklammern müßten.

Beim Geschlechtsverkehr werden normalerweise Belastungen für Herz und Kreislauf erreicht, die 75 W auf dem Ergometer entsprechen. Wird diese Leistung erreicht, gibt es keine Probleme. Probleme gibt es möglicherweise aber dann, wenn zur Stimulierung engste Leder- oder Gummibekleidung benötigt wird. Hier ist die Belastung durch das vermehrte Rückströmen von Blut ins Herz natürlich z. T. erheblich höher.

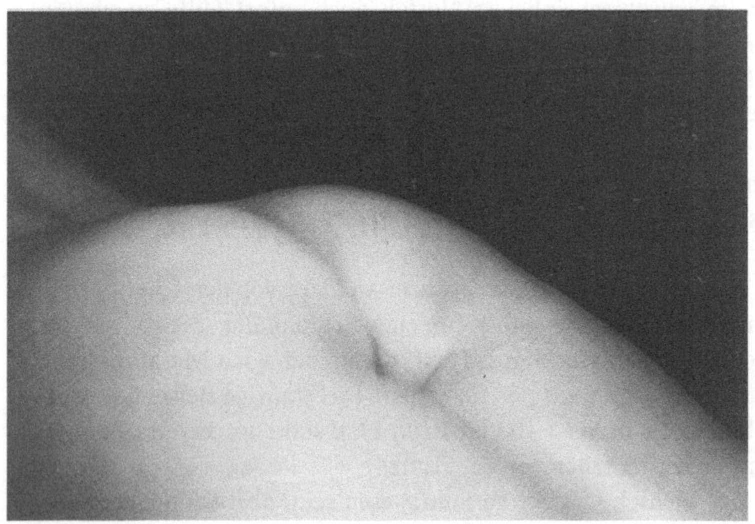

Abb. 33. Sexualität

Erheblich höher soll nach Untersuchungen (an Männern!) auch die Belastung beim Geschlechtsverkehr sein, der nicht in gewohnter und bekannter Umgebung erlebt wird (Stichwort: Fremdgehen). Es mag sein, daß hier eine größere emotionale Belastung eine Rolle spielt. Der Kardiologe Max **Halhuber** soll deshalb seinen Patienten nach ihrer Entlassung geraten haben (augenzwinkernd, versteht sich): „mit der eigenen Frau nach 6 Wochen, mit der Freundin nach 6 Monaten". Ansonsten (das wäre die logische Konsequenz) sollte man wohl am besten vor allem anderen ein Nitro-Fläschen auf den Nachttisch der Geliebten stellen. Aber − ist das nicht entsetzlich peinlich?

Insgesamt läßt sich hier zusammenfassen: Sport und Bewegung ist auch für Herzkranke gut, wenn sie die Belastungen verkraften können (ein Patient mit Herzmuskelschwäche im Stadium IV wird wohl auch keine Lust haben, durch den Wald zu joggen) und sie sinnvoll angewandt wird. Eine Reduzierung des Gewichts kann durch bewußteres Essen (weniger Fett, mehr Gemüse und Obst) und durch Sport erreicht werden. Dies verbessert die Fähigkeit des Herzens zur Arbeit und Gleichmäßigkeit in der Schlagfolge.

Literatur

Wir wollen hiermit nicht unsere Leseleistung und unseren Lesehunger belegen, sondern nur einige Tips zum genaueren Nachlesen geben. Die angegebenen Bücher sind zwar meist für Ärzte oder Studenten gedacht, dennoch sind sie in der Regel auch für Schwestern und Pfleger interessant.

Bose HJ von (1993) Krankheitslehre, 4. Aufl. Springer, Berlin Heidelberg New York Tokyo

Classen M, Diehl V, Kochsiek K (Hrsg) (1994) Innere Medizin, 2. Aufl. Urban & Schwarzenberg, München Wien Baltimore

Dubin D (1991) Schnellinterpretation des EKG, 6. Aufl. Springer, Berlin Heidelberg New York Tokyo

Jipp P (1994) Differentialdiagnose: Internistische Erkrankungen. Enke, Stuttgart

Lagerström D (1987) Grundlagen der Sporttherapie bei koronarer Herzkrankheit. Echo, Köln

Mannebach H (1986) Hundert Jahre Herzgeschichte. Springer, Berlin Heidelberg New York Tokyo

Mutschler E (1991) Arzneimittelwirkungen, 6. Aufl. Wissenschaftliche Verlagsgesellschaft, Stuttgart

Ornish D (1992) Revolution in der Herztherapie. Kreuz, Stuttgart

Ornish D (1993) Die Ornish Herz Diät. Kreuz, Stuttgart

Riecker G (Hrsg) (1991) Klinische Kardiologie, 3. Aufl. Springer, Berlin Heidelberg New York Tokyo

Rost R (1991) Sport und Bewegungstherapie bei Inneren Krankheiten. Deutscher Ärzte Verlag, Köln

Wolff HP, Weihrauch TR (1994) Internistische Therapie 1994/95. Urban & Schwarzenberg, München Wien Baltimore

Personenverzeichnis